十二指腸癌

診療ガイドライン 2021年版

Clinical Practice Guidelines for Duodenal Cancer 2021

十二指腸癌診療ガイドライン作成委員会 ｜ 編
Japan Duodenal Cancer Guideline Committee

金原出版株式会社

十二指腸癌診療ガイドライン作成委員会

*各グループリーダー

役員名	名前	所属
委員長	庄 雅之	奈良県立医科大学　消化器・総合外科学
統括委員	小寺泰弘	名古屋大学大学院医学系研究科　消化器外科学
	山上裕機	和歌山県立医科大学　外科学第2講座
診断/内視鏡治療	井口幹崇	和歌山県立医科大学　内科学第2講座
	浦岡俊夫	群馬大学大学院医学系研究科内科学講座　消化器・肝臓内科学分野
	*角嶋直美	名古屋大学大学院医学系研究科　消化器内科学
	加藤元彦	慶應義塾大学　消化器内科・腫瘍センター
	*藤城光弘	東京大学大学院医学系研究科　消化器内科学
	山本頼正	昭和大学藤が丘病院　消化器内科
外科治療	青山 徹	横浜市立大学　外科治療学
	赤堀宇広	奈良県立医科大学　消化器・総合外科学
	江口英利	大阪大学大学院医学系研究科　消化器外科学
	*岡田健一	和歌山県立医科大学　外科学第2講座
	金治新悟	神戸大学大学院医学研究科外科学講座　食道胃腸外科学
	金高賢悟	長崎大学大学院医歯薬学総合研究科　移植・消化器外科
	黒田新士	岡山大学大学院医歯薬学総合研究科　消化器外科学
	中川顕志	奈良県立医科大学　消化器・総合外科学
	永川裕一	東京医科大学　消化器・小児外科学分野
	布部創也	がん研有明病院　消化器外科
	樋口亮太	東京女子医科大学　消化器外科
	藤井 努	富山大学学術研究部医学系　消化器・腫瘍・総合外科
	山下裕玄	日本大学医学部外科学系　消化器外科学分野
	山田 豪	名古屋セントラル病院　消化器外科
薬物療法	成田有季哉	愛知県がんセンター　薬物療法部
	*堀松高博	京都大学大学院医学研究科　腫瘍薬物治療学講座
	本間義崇	国立がん研究センター中央病院　頭頸部・食道内科
	室 圭	愛知県がんセンター　薬物療法部
病理	牛久哲男	東京大学大学院医学系研究科　人体病理学・病理診断学
放射線治療	江島泰生	獨協医科大学　放射線医学講座
協力委員	吉田将雄	静岡県立静岡がんセンター　内視鏡科
	籔内洋平	神戸市立医療センター中央市民病院　消化器内科
	五味邦代	昭和大学藤が丘病院　消化器内科
	花村祥太郎	菊名記念病院　消化器内科
	木下 淳	和歌山県立医科大学　内科学第2講座
	西本正幸	和歌山県立医科大学　内科学第2講座
	廣瀬 崇	名古屋大学大学院医学系研究科　消化器内科学
	丸川高弘	名古屋第一赤十字病院　消化器内科

協力委員	堤康志郎	大分大学医学部　消化器内科
	關谷真志	群馬大学大学院医学系研究科内科学講座　消化器・肝臓内科学分野
	橋本　悠	群馬大学大学院医学系研究科内科学講座　消化器・肝臓内科学分野
	平野勝久	富山大学学術研究部医学系　消化器・腫瘍・総合外科
	星野由維	富山大学学術研究部医学系　消化器・腫瘍・総合外科
	高見秀樹	名古屋大学大学院医学系研究科　消化器外科学
	小林良平	和歌山県立医科大学　外科学第2講座
	橋口慶一	長崎大学病院　光学医療診療部
	船越太郎	京都大学医学部附属病院　腫瘍内科
	星野伸晃	京都大学大学院医学研究科社会健康医学系専攻健康情報学
	西川佳孝	京都大学大学院医学研究科社会健康医学系専攻健康情報学
	中澤泰子	愛知県がんセンター　薬物療法部
	能澤一樹	愛知県がんセンター　薬物療法部

文献検索	鈴木孝明	奈良県立医科大学附属図書館
	大瀬戸貴己	奈良県立医科大学附属図書館

事務局	中川顕志	奈良県立医科大学　消化器・総合外科学
	赤堀宇広	奈良県立医科大学　消化器・総合外科学
	井岡真理子	奈良県立医科大学　消化器・総合外科学

序　文

　希少がんとは疫学的に年間の罹患率が人口10万人当たり6例未満の癌を指す．その希少さゆえにエビデンスが不足しており，日常診療上問題になることが多い．各々の希少がんに罹患する可能性は低いわけだが，院内がん登録に基づいた調査によれば希少がんの定義を満たす癌はすべての癌の15%にのぼるとされており，ヒトが何らかの希少がんに罹患する可能性は決して低いとは言えない．したがって，希少がん対策はわが国のみならず世界中の癌診療における大きな課題である．

　希少がんの問題点として，診療経験の少なさゆえに病理診断に難渋する場合がある点，手術療法においては切除範囲や郭清範囲についてのエビデンスが少ない点や稀にしか行われない手技を必要とする場合がある点，薬物療法においては開発治験の対象となりにくく，臨床試験によるエビデンスが存在するレジメンが特に高次治療において稀である点などが挙げられる．各担当医が時に症例報告も含めた文献検索を行って何らかの判断をしながら手探りで診療をすすめることになりがちで，あらかじめこうした検討が系統的になされていてその結果がエビデンスレベルの高さと共に記載されたもの，すなわちガイドラインがあれば，臨床の場では大いに役立つと思われる．また，われわれ日本人はこれまで国民皆保険という恵まれた制度の恩恵を受けてきたが，昨今のように非常に厳密にこれが適用されると保険収載されていない治療の実施はむずかしい．希少がんにあらゆる局面で対応できるように手技や処方が保険収載されているわけではないので，結果として希少がん診療においてはこの観点からも困惑する場面があり，こうした場合にもガイドラインは何らかの道しるべになるものと思われる．

　このような背景から，がん対策推進総合研究事業「希少癌診療ガイドラインの作成を通した医療提供体制の質向上（2017年度～2019年度）」では希少がんのガイドライン作成をもっとも重要な使命としてきた．私は研究代表者として，消化器外科医でありながら脳腫瘍や泌尿器科領域のガイドライン作成を先行させていたが，教室の手術件数の動向からも様々な調査からも，十二指腸癌は近年増加傾向であると感じていた．胃癌のスクリーニングに内視鏡が用いられるようになり，多くの内視鏡医が乳頭部まで観察してくれるので，比較的早期の病変が見つかる契機となっているように思われた．十二指腸は消化管ではあるが，外科治療においては膵臓や胆道に触れざるを得ない複雑な解剖学的位置にあることから，和歌山県立医科大学の山上裕機教授に相談させていただいたところ，すぐに日本肝胆膵外科学会の山本雅一理事長（当時）とご相談いただき，日本胃癌学会と共にガイドラインを作成するお許しをいただいた．また，十二指腸は厳密に言えば小腸の一部であることから，小腸腫瘍の取扱い規約やガイドラインの編纂を進めておられる大腸癌研究会の橋口陽二郎ガイドライン委員長とも相談し，十二指腸癌の診療ガイドラインを別途作成するお許しをいただいた．山上教授には引き続き総括的な指導をいただきつつ奈良県立医科大学の庄雅之教授に作成委員長をお願いし，両学会から推薦を受けた比較的若いメンバー構成で2018年8月16日に東京で行われた第1回の作成委員会を皮切りに作成が開始された．以後，領域に分かれての小委員会を除いて9回にわたる作成委員会が開催され，エビデンスが少ない希少がんというハンディにもかかわらずMinds診療ガイドライン作成マニュアルに則った方法でこのような立派なガイドラインが出来上がった．まずは庄委員長以下，ガイドライン委員の先生方に深く感謝申し上げる次第である．

　なお，新型コロナウイルス感染拡大の影響で作成委員会の開催を見合わせた時期があり，このために完成が数か月遅れる羽目となった．第6回以降の作成委員会はweb開催となり移動時間が省けるメリットもあったのだが，それまでに対面で会議を重ね人間関係が形成されていなければむずかしい面もあったのではないかと思われる．しかし，現在のメンバーが中心であればwith Corona時代のガイドライン改訂も円滑に進められることであろう．庄委員長を中心に行われた大規模な調査によって改訂のために必要ないくつかのエビデンスが既に出そろい始めていることも申し添える．今後は消化器疾患の診療に関わる多くの医療者の方々に本ガイドラインをご利用いただくとともに，改訂に向けてご意見を賜れれば幸いである．

　私にとって，本ガイドラインはがん対策推進総合研究事業の中で自ら最初から完成まですべての行程を見届けることができた唯一のガイドラインである．そこでは作成委員会を重ねるごとに若い作成委員や事務局の方々がMinds診療ガイドライン作成マニュアルに習熟していかれる姿を目の当たりにすることができ，強い感銘を受けた．本ガイドラインの作成に関わってくださった方々は，今後は本ガイドラインの改訂のみならず他のガイドラインの作成においても中心的な役割を果たすことができるものと信じて疑わない．そこに本がん対策推進総合研究事業の真価を見た思いであったことから，後継のがん対策推進総合研究事業は「学会連携を通じた希少癌の適切な医療の質向上と次世代を担う希少がん領域の人材育成に資する研究(2020年度～2022年度)」と名付けた．今後も希少がん対策としてのガイドライン作成やそれに付随する研究を幅広く支援していきたいと考えている．

がん対策推進総合研究事業「希少癌診療ガイドラインの作成を通した
医療提供体制の質向上（2017年度～2019年度)」 研究代表者
がん対策推進総合研究事業「学会連携を通じた希少癌の適切な医療の質向上と次世代を担う
希少がん領域の人材育成に資する研究（2020年度～2022年度)」 研究代表者
名古屋大学大学院医学系研究科消化器外科学

小寺　泰弘

初版の序

　十二指腸癌（乳頭部癌を除く）は消化器癌の中でも希少がんに属する疾患である．しかし，日常診療においては遭遇する機会が少しずつ増えている印象がある．実際，当委員会で実施した直近10年の手術症例に関する全国調査の結果からも経年的に増加していることが示されている．希少がんゆえに明確な標準治療といえるものはなく，治療計画も立てにくいのが現状である．また，十二指腸の解剖学的特性から診断，治療においてはいくつかの難しい側面がある．診断においては，内視鏡診断が主になるが，内視鏡技術の進んでいるわが国においても，施設間格差も含めて適切な診断が必ずしも容易でない場合もある．一方，治療においては，外科手術，内視鏡治療，薬物療法，放射線治療，あるいはそれらの組み合わせを含めて様々な選択肢がある．また，個々の治療法の必要性，妥当性の判断や検証は難しいことも多い．実際，手術では至適術式やリンパ節郭清範囲の決定は必ずしも容易ではない．また，薬物療法においては，ゲノム医療が進む中でも，術後補助療法や進行例・再発例に対する治療レジメンの選択もしばしば困難である．

　今回，がん対策推進総合研究事業「希少癌診療ガイドラインの作成を通した医療提供体制の質向上」における研究代表者であり，日本胃癌学会理事長でもあられる名古屋大学 小寺泰弘教授ならびに日本肝胆膵外科学会前副理事長，和歌山県立医科大学 山上裕機教授が主導され，両学会の支援の下，十二指腸癌診療ガイドライン作成委員会が発足した．委員会発足の背景には，希少疾患とはいえ，日常診療においては決して稀ではなく，臨床現場にガイドラインのニーズも少なからず存在していたと思われる．そのような中，小寺，山上両教授の強いリーダーシップの下，2018年8月に両学会からの推薦を受けた新進気鋭の若手を含むメンバーが全国から招集され，私が委員長を拝命することとなった．実際の委員会メンバーは，外科では上部消化管と肝胆膵，内科では消化管内視鏡診断・治療，化学療法，放射線治療，もしくは病理を専門とされており，その専門領域は多岐にわたり，互いに初めて出会うメンバーも多かった．また，私も含め，ガイドライン作成に不慣れな委員も比較的多く，委員会の初期の頃は手探りの状況であったが，Minds診療ガイドライン作成マニュアルの勉強からはじめ，少しずつその方法に習熟していった．多忙を極める各委員であったが，できる限り対面でのコミュニケーションを大切にしつつ，定期的な委員会の開催毎に具体的な目標をもって回を重ねていき，徐々に議論が深まっていった．しかし，COVID-19感染症の流行，蔓延によって委員会の延期，対面からオンライン委員会への移行と，思わぬ事態も途中発生した．できる限り遅滞なく作業を進めてきたものの，工程の遅れが生じたことは否めない．しかし，実際のガイドライン作成の過程では，各委員は極めて真摯に，精力的に参画していただいた．この場をお借りして深く感謝申し上げたい．議論が白熱し，結論を得にくい場面も少なくはなかったが，初版を上梓するにいたったことはまさに感無量である．また，ガイドライン作成過程において行なった文献検索を元に，各委員，グループで数編のシステマティック・レビュー論文が執筆できた．いずれも臨床的価値のある論文であり，大きな成果であると思う．また，本委員会ではガイドライン作成と並行して，外科治療に関する全国調査を行ない，論文発表を予定している．これらの委員会としての活動の成果を今後のガイドライン改訂作業にも組み入れていきたいと考えている．

　初版である本ガイドラインは，エヴィデンスが極めて限られた中で作成されたことは疑いなく，今後様々なご批判をいただきたい．また今後は，データの蓄積や医療の進歩に即した，継続

的な改訂も必要と思われる．しかし，十二指腸癌に関わる外科，内科，腫瘍内科，放射線治療医，病理医など多岐にわたる専門分野の委員が協力し，知恵を出し合い，多くの議論を重ねた結果として，本ガイドラインを発刊できたことは価値のあることと信じたい．最後に，膨大な時間を割いて作業に向き合ってくれた委員各位，またそれぞれの施設でご尽力いただいた多数の協力者各位，さらに多方面からご支援，ご助言，ご協力をいただいた皆様に心から御礼申し上げたい．患者さんにとって，またその診療にあたる医療者にとって，本ガイドラインが有用，有益なものとなることを切に願う次第である．

2021 年 4 月 14 日

十二指腸癌診療ガイドライン作成委員会 委員長

庄　雅之

目　次

本ガイドラインについて　1

CQ/ステートメント一覧　9

総　論　13

診断・治療アルゴリズム　29

各論　33

検索式　81

利益相反の開示

●日本医学会「診療ガイドライン策定参加資格基準ガイダンス」に基づき，過去3年分の利益相反の開示を行った．
●開示すべき利益相反がない委員の掲載は割愛した．
　開示基準と金額区分：
　4．1つの企業・団体からの講演料が年間総額50万円以上のものを記載．金額区分：①50万円以上　②100万円以上　③200万円以上
　6．1つの企業・団体から，医学系研究（共同研究，受託研究，治験など）に対して，申告者が実質的に使途を決定し得る研究契約金で実際に割り当てられた年間総額100万円以上のものを記載．
　　金額区分：①100万円以上　②1000万円以上　③2000万円以上
　7．1つの企業・団体から，申告者個人または申告者が所属する講座・分野または研究室に対して，申告者が実質的に使途を決定し得る寄附金で実際に割り当てられた年間総額100万円以上のものを記載．金額区分：①100万円以上　②500万円以上　③1000万円以上
　8．企業などからの寄附講座に所属している場合に記載．実質的に使途を決定し得る寄附金で実際に割り当てられた年間総額100万円以上のものを記載．
●「診療ガイドライン策定参加資格基準ガイダンス」で規定しているその他の開示項目については，該当する委員がいなかったことから割愛した．

氏名	年	4. 講演料	6. 研究費			7. 寄付金	8. 寄付講座
			産学共同研究	受託研究	治験		
庄 雅之 （委員長）	2018	該当無し	該当無し	該当無し	金額区分①：アッヴィ，小野薬品工業	金額区分①：医療法人新生会 高の原中央病院，社会医療法人高清会 高井病院，大鵬薬品工業，日本イーライリリー，小野薬品工業	該当無し
	2019	該当無し	該当無し	該当無し	金額区分①：小野薬品工業	金額区分①：医療法人新生会 高の原中央病院，社会医療法人高清会 高井病院，社会医療法人松本快生会 西奈良中央病院，大鵬薬品工業，バイエル薬品，小野薬品工業，日本イーライリリー，ジョンソン・エンド・ジョンソン	該当無し
	2020	該当無し	該当無し	該当無し	金額区分①：アッヴィ	金額区分①：医療法人新生会 高の原中央病院，コヴィディエンジャパン，社会医療法人松本快生会 西奈良中央病院，大鵬薬品工業，バイエル薬品	該当無し
小寺泰弘 （統括委員）	2018	金額区分①：日本イーライリリー，小野薬品工業，金額区分②：大鵬薬品工業	該当無し			金額区分①：中外製薬，武田薬品工業，サノフィ，ヤクルト本社，日本イーライリリー，小野薬品工業，日本化薬，MSD，金額区分②：大鵬薬品工業	該当無し
	2019	金額区分①：第一三共，金額区分②：大鵬薬品工業	該当無し			金額区分①：中外製薬，武田薬品工業，サノフィ，ヤクルト本社，日本イーライリリー，小野薬品工業，日本化薬，MSD，ジョンソン・エンド・ジョンソン，金額区分②：大鵬薬品工業	該当無し
	2020	該当無し	該当無し			金額区分①：中外製薬，武田薬品工業，ジョンソン・エンド・ジョンソン，ヤクルト本社，日本イーライリリー，小野薬品工業，金額区分②：大鵬薬品工業	該当無し
山上裕機 （統括委員）	2018	金額区分①：大鵬薬品工業，中外製薬	金額区分①：ツムラ	金額区分①：大鵬薬品工業，金額区分③：テラファーマ	金額区分①：小野薬品工業，塩野義製薬，アイコンジャパン，IQVIAサービシーズジャパン	金額区分①：EAファーマ，大塚製薬工場，小野薬品工業，コヴィディエンジャパン，サノフィ，ジョンソン・エンド・ジョンソン，大鵬薬品工業，中外製薬，日医工，日本イーライリリー，医療法人 慈愛会 勝田胃腸内科外科医院，医療法人 大植会，社会医療法人 三和会 永山病院，医療法人 橋本病院，社会医療法人 生長会 阪南市民病院，川口尚子	腫瘍制御医学講座 中外製薬，テラファーマ，ヤクルト本社
	2019	金額区分①：大鵬薬品工業，中外製薬	該当無し	金額区分①：テラファーマ	金額区分①：小野薬品工業	金額区分①：大塚製薬工場，小野薬品工業，コヴィディエンジャパン，サノフィ，ジョンソン・エンド・ジョンソン，大鵬薬品工業，中外製薬，日医工，日本イーライリリー，医療法人 大植会，殿田会，社会医療法人 三和会 永山病院，医療法人 橋本病院，社会医療法人 生長会 阪南市民病院	腫瘍制御医学講座 中外製薬，テラファーマ，ヤクルト本社
	2020	金額区分①：大鵬薬品工業，中外製薬	該当無し	金額区分①：大鵬薬品工業，金額区分③：テラファーマ	該当無し	金額区分①：コヴィディエンジャパン，サノフィ，大鵬薬品工業，中外製薬，医療法人 殿田会，医療法人 やすだ 堀口記念病院	腫瘍制御医学講座 中外製薬，テラファーマ，ヤクルト本社
浦岡俊夫	2018	金額区分①：EAファーマ株式会社，メディカル・ビービー・パートナーズ，スリーディーマトリックス	該当無し		金額区分①：スリーディーマトリックス	金額区分①：武田薬品工業，EAファーマ	該当無し
	2019	金額区分①：アストラゼネカ，第一三共，EAファーマ，金額区分②：メディカル・ビービー・パートナーズ，スリーディーマトリックス	該当無し		金額区分①：スリーディーマトリックス，日本製薬，日本イーライリリー，ヤンセンファーマ	金額区分①：武田薬品工業	該当無し
	2020	金額区分②：EAファーマ株式会社，メディカル・ビービー・パートナーズ，スリーディーマトリックス	該当無し		金額区分①：スリーディーマトリックス，日本製薬，日本イーライリリー	金額区分①：武田薬品工業	該当無し
藤城光弘	2018	金額区分①：武田薬品工業，EAファーマ，日本製薬	金額区分①：HOYAペンタックス	該当無し		金額区分①：EAファーマ	該当無し
	2019	金額区分①：富士フイルム，オリンパス，EAファーマ，日本製薬，第一三共，アストラゼネカ，金額区分②：武田薬品工業	該当無し			金額区分①：武田薬品工業，田辺三菱製薬，EAファーマ，エーザイ，アッヴィ合同会社，杏林製薬	該当無し
	2020	金額区分①：武田薬品工業	金額区分①：フジフイルム	該当無し		金額区分①：日本化薬，EAファーマ	該当無し
金高賢悟	2018	該当無し	該当無し			該当無し	該当無し
	2019	該当無し	該当無し			該当無し	消化器再生医療学講座 テルモ
	2020	該当無し	該当無し			該当無し	消化器再生医療学講座 テルモ

氏名	年						
永川裕一	2018	金額区分①：コヴィディエンジャパン	該当無し			該当無し	該当無し
	2019	金額区分①：ジョンソン・エンド・ジョンソン、金額区分②：コヴィディエンジャパン	該当無し			該当無し	該当無し
	2020	金額区分①：コヴィディエンジャパン	該当無し			該当無し	該当無し
布部創也	2018	金額区分①：コヴィディエンジャパン、金額区分②：ジョンソン・エンド・ジョンソン	該当無し			該当無し	該当無し
	2019	金額区分①：コヴィディエンジャパン、金額区分②：ジョンソン・エンド・ジョンソン	該当無し			該当無し	該当無し
	2020	金額区分①：コヴィディエンジャパン、金額区分②：ジョンソン・エンド・ジョンソン	該当無し			該当無し	
藤井努	2018	金額区分②：大鵬薬品工業	該当無し	金額区分①：ツムラ、グンゼメディカル	該当無し	金額区分①：セントラルメディカル、コヴィディエンジャパン、ジョンソン・エンド・ジョンソン、テルモ、大鵬薬品工業、日本イーライリリー	該当無し
	2019	金額区分①：大鵬薬品工業	該当無し	金額区分①：ツムラ、グンゼメディカル	該当無し	金額区分①：セントラルメディカル、コヴィディエンジャパン、日本イーライリリー、テルモ、大鵬薬品工業、MSD	
	2020	該当無し	該当無し	金額区分①：ツムラ、グンゼメディカル	該当無し	金額区分①：コヴィディエンジャパン、日本イーライリリー、テルモ、大鵬薬品工業、ジョンソン・エンド・ジョンソン	
山下裕玄	2019	金額区分①：大鵬薬品工業	該当無し			該当無し	該当無し
室圭	2018	金額区分①：大鵬薬品工業、バイエル薬品、サノフィ、ブリストル・マイヤーズ スクイブ株式会社、金額区分②：中外製薬、小野薬品工業、武田薬品工業、日本イーライリリー	該当無し			金額区分①：第一三共、サノフィ、小野薬品工業、塩野義製薬、ファイザー、協和発酵キリン、金額区分②：ギリアド・サイエンシズ、メルク・セローノ、MSD	該当無し
	2019	金額区分①：日本イーライリリー、バイエル薬品、サノフィ、ブリストル・マイヤーズスクイブ、金額区分②：大鵬薬品工業、中外製薬、小野薬品工業、武田薬品工業	該当無し			金額区分①：大日本住友製薬、メルク・セローノ、サノフィ、塩野義製薬、メディサイエンスプラニング、ファイザー、ソレイジア・ファーマ、金額区分②：MSD、第一三共、パレクセル・インターナショナル	該当無し
	2020	金額区分①：小野薬品工業	該当無し			金額区分①：サノフィ、MSD、第一三共、パレクセル・インターナショナル、大鵬薬品工業、アステラス・アムジェン・バイオファーマ、金額区分②：ソレイジア・ファーマ	該当無し

推奨決定会議における投票の棄権

分類	番号	CQ	経済的 COI による棄権	学術的 COI による棄権
診断・内視鏡治療	2-1	十二指腸腺腫は治療対象か？		角嶋直美
診断・内視鏡治療	2-2	十二指腸腫瘍における腺腫と癌の鑑別をどのように行うか？		角嶋直美
診断・内視鏡治療	5	表在性非乳頭部十二指腸上皮性腫瘍に対する内視鏡治療後の偶発症予防は推奨されるか？		加藤元彦
診断・内視鏡治療	6-1	内視鏡治療後に外科的治療を行う推奨基準は何か？		角嶋直美
薬物療法	1	切除可能十二指腸癌を含む小腸癌に周術期補助療法を行うことは推奨されるか？		本間義崇
薬物療法	3	切除不能・再発十二指腸癌を含む小腸癌に全身薬物療法は推奨されるか？		堀松高博

総論・CQ担当者一覧

	項目		担当委員	作成協力委員
総論	【1】診断			
	Ⅰ．治療前診断		角嶋直美	
	Ⅱ．術後，再発・転移のモニタリング		角嶋直美	
	Ⅲ．病理診断		牛久哲男	
	【2】治療			
	Ⅰ．内視鏡治療		藤城光弘	
	Ⅱ．外科的治療		岡田健一，中川顕志，庄 雅之	
	Ⅲ．薬物療法		堀松高博	

	CQ番号	項目	担当委員	作成協力委員
各論（CQ）		診断・内視鏡治療		
	1-1	十二指腸癌の疫学について	角嶋直美	吉田将雄，籔内洋平
	1-2	十二指腸癌のリスクは何か？	角嶋直美	吉田将雄，籔内洋平
	2-1	十二指腸腺腫は治療対象か？	山本頼正	五味邦代，花村祥太郎
	2-2	十二指腸腫瘍における腺腫と癌の鑑別をどのように行うか？	山本頼正	五味邦代，花村祥太郎
	3-1	粘膜内癌と粘膜下層癌の鑑別には何が推奨されるか？	井口幹崇	木下 淳，西本正幸
	3-2	遠隔転移診断に何が推奨されるか？	井口幹崇	木下 淳，西本正幸
	4-1	十二指腸腫瘍に対する各種内視鏡治療の適応基準は何か？	藤城光弘	廣瀬 崇，丸川高弘
	4-2	各種内視鏡治療の術者・施設要件は何か？	藤城光弘	廣瀬 崇，丸川高弘
	5	表在性非乳頭部十二指腸上皮性腫瘍に対する内視鏡治療後の偶発症予防は推奨されるか？	加藤元彦	堤康志郎
	6-1	内視鏡治療後に外科的治療を行う推奨基準は何か？	浦岡俊夫	關谷真志，橋本 悠
	6-2	内視鏡治療後局所再発ならびに異時性多発の早期発見のために，内視鏡によるサーベイランスは推奨されるか？	加藤元彦	堤康志郎
		外科治療		
	1	十二指腸癌に対する外科的治療においてリンパ節郭清は推奨されるか？	藤井 努，山田 豪，山下裕玄，黒田新士	平野勝久，星野由維，高見秀樹
	2	深達度や占居部位を考慮し，膵頭十二指腸切除術以外の術式を行うことは推奨されるか？	布部創也，江口英利，樋口亮太，金治新悟	
	3	十二指腸癌外科切除後の再発診断にはどのようなフォローアップが推奨されるか？	永川裕一，青山 徹，中川顕志	
		内視鏡・外科治療		
	1	閉塞症状を伴う切除不能十二指腸癌に対する消化管吻合術や内視鏡的ステント挿入は推奨されるか？	金高賢悟，岡田健一，赤堀宇広	小林良平，橋口慶一

各論 (CQ)	薬物療法			
	1	切除可能十二指腸癌を含む小腸癌に周術期補助療法を行うことは推奨されるか？	本間義崇	
	2	切除不能・再発十二指腸癌を含む小腸癌にMSI 検査，HER2 検査，RAS 遺伝子検査は推奨されるか？	成田有季哉	中澤泰子
	3	切除不能・再発十二指腸癌を含む小腸癌に全身薬物療法は推奨されるか？	堀松高博	船越太郎，星野伸晃，西川佳孝
	4	切除不能・再発十二指腸癌を含む小腸癌に免疫チェックポイント阻害薬は推奨されるか？	室 圭	能澤一樹

略語一覧

APC	Argon plasma coagulation	アルゴンプラズマ凝固
CAPOX	Capecitabine＋oxaliplatin	
CFP	Cold forceps polypectomy	コールド・フォーセプス・ポリペクトミー
CI	confidence interval	信頼区間
CP	Cold Polypectomy	コールドポリペクトミー
CQ	Clinical Question	
CSP	Cold Snare Polypectomy	コールドスネアポリペクトミー
CT	Computed Tomography	
dMMR	MMR deficient	DNA ミスマッチ修復機能欠損
EFTR	endoscopic full-thickness resection	内視鏡的全層切除術
EGD	esophagogastroduodenoscopy	スクリーニング上部消化管内視鏡
EMR	Endoscopic Mucosal Resection	内視鏡的粘膜切除術
EPMR	endoscopic piecemeal mucosal resection	内視鏡的分割粘膜切除術
ESD	Endoscopic Submucosal Dissection	内視鏡的粘膜下層剥離術
EUS	Endoscopic ultrasound	超音波内視鏡
FAP	Familial adenomatous polyposis	家族性大腸腺腫症
FOLFIRI	5-fluorouracil/levofolinate＋irinotecan	
FOLFOX	5-fluorouracil/levofolinate＋oxaliplatin	
HGA	high-grade adenoma	高異型度腺腫
IEE	Image-Enhanced Endoscopy	画像強調観察
IHC	Immunohistochemistry	免疫染色
ISH	in situ hybridization	
LECS	Laparoscopy and Endoscopy Cooperative Surgery	腹腔鏡・内視鏡合同手術
LGA	low-grade adenoma	低異型度腺腫
M-NBI	Magnifying endoscopy with narrow-band imaging	NBI 併用拡大内視鏡
MMR	mismatch-repair	ミスマッチ修復
MSI	Microsatellite instability	マイクロサテライト不安定性
MSI-H	MSI-High	マイクロサテライト不安定性-高頻度
NBI	Narrow Band Imaging	デジタル画像強調法
NEN	neuroendocrine neoplasm	神経内分泌腫瘍
NUMP	neoplasms of uncertain malignant potential	
ORR	overall response rate	奏効率
OTSC	Over-The-Scope Clip	
PGAシート	polyglycolic acid シート	ポリグリコール酸シート
QOL	Quality of Life	生活の質
RCT	Randomized Controlled Trial	ランダム化比較試験
SMT	submucosal tumor	粘膜下腫瘍
SNADET	superficial nonampullary duodenal epithelial tumor	表在性非乳頭部十二指腸上皮性腫瘍
UEMR	Under water-EMR	浸水下 EMR
WLI	white light imaging	白色光内視鏡

本ガイドライン
について

1　本ガイドラインの目的

　消化器悪性腫瘍では胃癌，大腸癌，肝癌，膵癌，食道癌，胆道癌の診療ガイドラインが整備されている．また，発症頻度は低いものの，領域横断的に発生するため標準治療が確立した消化管間質腫瘍（Gastrointestinal Stromal Tumor；GIST）や膵・消化管神経内分泌腫瘍（Neuroendocrine Neoplasm；NEN）ではガイドラインがすでに作成されている．消化器悪性腫瘍における代表的な希少癌である十二指腸癌は，臨床病理学的に小腸癌の一部と考えられるが，本邦では十分な科学的根拠を元に確立された診療ガイドラインはなく，その基盤となる疫学データや第Ⅲ相臨床試験のようなエビデンスも不足している．そのため，日常診療においては，各医師の経験に基づいて胃癌や大腸癌に準じた治療が行われてきた．しかしながら，消化管内視鏡検査技術や画像検査など診断モダリティの進歩により，今後さらに発見される機会が増加していくことが予想される．患者に適切な医療を提供する上で医療者・患者双方からのニーズが高い疾患であると考えられるため，十二指腸癌診療ガイドライン作成に着手した．

2　本ガイドラインの適応が想定される対象者，および想定される利用対象者

　本ガイドラインは非乳頭部十二指腸上皮性悪性腫瘍（腺腫・粘膜内癌を含む）の存在が疑われる患者，非乳頭部十二指腸上皮性悪性腫瘍と診断された患者を対象集団として編集した．対象の性別や年齢は特に限定せず，実臨床での使用を想定し指針を作成した．また，本ガイドラインの利用対象者は，専門医のみならず十二指腸癌診療に携わるすべての臨床医とし，広く十二指腸癌診療の指標となるようにこころがけた．

3　本ガイドラインを使用する場合の注意事項

　本ガイドラインはあくまでも作成時点での最も標準的な指針であり，ガイドラインに記載した適応と異なる診療方法を実施することを規制するものではない．個々の症例に応じて，施設の実情（人員，経験，機器など）や患者の特性を加味して対処法を患者・家族と診療に当たる医師やその他の医療者などと話し合いで決定することが大切である（Shared decision making）．ガイドラインの記載内容に関しては十二指腸癌診療ガイドライン作成委員会が責任を負うものとするが，診療結果についての責任は直接の診療担当者に帰属するべきもので，本ガイドライン作成委員会は責任を負わない．十二指腸癌診療において，医師は患者とともに本ガイドラインを参照し，各診断・治療法の位置づけと内容を平易に説明して患者の理解を得るよう努めることが望ましい．ガイドラインで推奨する治療法と異なる治療を行おうとする場合は，なぜその治療法を選択するのかを患者に説明し，十分な理解を確認する必要がある．

4 本ガイドラインの特徴

　本研究では Minds 診療ガイドライン作成マニュアル 2017 [1] に準拠し，診療ガイドラインを作成した．マニュアルに沿って，診療アルゴリズムの作成，疫学・診断，内視鏡治療，外科治療，薬物（化学・放射線）療法の領域ごとに Clinical Question（CQ）を設定した．PubMed や医中誌を使用して文献検索を行い，システマティックレビューを経て，各 CQ を担当するガイドライン委員が草案を記載し，推奨決定会議を開催して推奨度の投票を行うという模範的な方法で作成した．

5 エビデンス収集方法（文献検索）

　本ガイドラインの文献検索は奈良県立医科大学附属図書館司書により実施された．すべての CQ に対して，関連したキーワードを設定し，1945 年から 2018 年 12 月まで（PubMed，The Cochrane Library），1983 年から 2018 年 12 月まで（医学中央雑誌）の英語・日本語論文について網羅的に一次スクリーニングした．検索したデータベース，検索期間，検索日，検索式，検索結果については別記する．また，検索期間外であっても，主要な国際学会での報告や重要な論文など，必要に応じて各委員がハンドサーチで抽出した文献も追加した．検索後の文献はガイドライン作成委員と作成協力委員が独立して二次スクリーニングを行って採用論文を決定し，システマティックレビューを実施した．

6 エビデンスの評価・システマティックレビューの方法

　各 CQ が含む重要なアウトカムに関して，個々の論文が提示するエビデンスを研究デザインごとに分類し，Minds 診療ガイドライン作成マニュアル 2017 [1] に沿って文献レベル・総体を評価し，最終的に CQ のエビデンスの確実性（強さ）を決定した．また，研究デザインが同じで，効果指標の量的な評価が可能なものは，独自に定量的システマティックレビューを実施した．定量的評価ができないものは，論理性・確実性などを文脈から評価する定性的システマティックレビューのみを行った．以上の結果をシステマティックレビューレポートにまとめ，エビデンス総体の総括とともに推奨作成の資料とした．

エビデンスの確実性（強さ）の定義

A（強）	効果の推定値が推奨を支持する適切さに強く確信がある
B（中）	効果の推定値が推奨を支持する適切さに中程度の確信がある
C（弱）	効果の推定値が推奨を支持する適切さに対する確信は限定的である
D（とても弱い）	効果の推定値が推奨を支持する適切さにほとんど確信できない

7 推奨決定の方法

　推奨度提示の目的は患者に対して最も安全かつ適切な治療を提供しようとする医療者に，その医療行為の「おすすめ度」を提示することにある．世界的にも多くのガイドラインにおいて様々な推奨度の基準が記載されているが，標準的な基準は存在しない．診療ガイドライン作成マニュアルでは，エビデンスに基づき，推奨文草案を作成し，推奨決定会議において，提出された資料をもとに各委員の考えを発表した上で推奨についての議論を十分に行い，推奨度を決定することが想定されている．しかし，十二指腸癌は希少疾患に属し，ランダム化比較試験に基づくエビデンスは少なく，多数の後ろ向き研究が多い．したがって各分野の専門医たちの討議と多数決によって決定した部分が含まれる．各CQに対して「益・害のバランス」「患者の嗜好性」「資源の影響」も包括的に判断し，エビデンスレベルだけに推奨度の決定が左右されることがないよう，より実臨床に則した判断を行った．委員会は内科，外科，放射線科，病理等の多分野の構成とし，意見の偏りを最小限にした．さらに，すべての推奨決定は委員長ならびに統括委員を除く全員投票とし，コンセンサスを重視した．棄権は可能とした．経済的/学術的の利益相反を有する委員は投票を棄権した．この理由により投票者数は変動した．推奨の強さは，GRADE Grid法を参考に以下の方法を採用した．

1) 下記5つの選択肢から1つ選び投票．挙手による採決を行う．
①行うことを強く推奨する．
②行うことを弱く推奨する．
③行わないことを弱く推奨する．
④行わないことを強く推奨する．
⑤推奨無し
2) 1回の投票で，①～⑤のいずれかに，全体の70％以上の投票が得られれば，そのまま決定する．この条件に該当しない場合，半数以上が一方の向き（行う/行わない）に投票し，反対の向きへの投票が20％未満であれば，半数以上が投票した向きを「弱く推奨する」．
3) 1回目の投票では2の条件をいずれも満たさなかった場合は，「合意に至らなかった」として，日本の医療状況を加味した再協議を行い，再投票を行う．
4) 2回目の投票でも合意に至らない場合は「推奨無し」とする．また，いくつかのCQは推奨度をつける必要のないもの（いわゆるBackground Question；BQ）があることも考慮する．

　最終的には，上記の推奨決定会議での議論および当方の結果を踏まえて，推奨文章，推奨作成の経過を最終化し，これらの内容が読者に読みやすく，臨床の現場で役立つように解説文を作成した．

8 ガイドライン作成作業の実際

　本ガイドラインは2018年8月に第1回全体会議を開催し，作成作業を開始した．以降，以下のように8回の十二指腸癌診療ガイドライン作成委員会を経て本ガイドラインは作成された．なお，第7回・第8回・第9回会議はオンライン会議システム（Zoom）上で実施した．また，システマティックレビュー作成においては，作成協力委員を交えてのシステマティックレビュー・メタアナリシスなどの文献評価方法の勉強会や，各グループ会議を随時開催した．

ガイドライン作成委員会開催

第1回診療ガイドライン作成委員会会議【2018年8月16日：TKP東京駅八重洲カンファレンスセンター】
・ガイドライン作成方針の確認
・作成委員の推薦・選定，ロードマップ作成

第2回診療ガイドライン作成委員会会議【2018年11月2日：神戸国際会議場】
・各領域（診断/内視鏡治療，外科治療，薬物療法）グループリーダーの選出
・ガイドライン作成方法論の確認
・診断・治療アルゴリズム，領域ごとのClinical Question（CQ）の創出開始

第3回診療ガイドライン作成委員会会議【2019年1月12日：ビジョンセンター東京駅前】
・各領域アルゴリズムおよびCQの提言
・CQの絞り込み

第4回診療ガイドライン作成委員会会議【2019年4月13日：ビジョンセンター東京駅前】
・CQの選定
・システマティックレビュー実施方法の討議

第5回診療ガイドライン作成委員会会議【2019年9月22日：ビジョンセンター東京駅前】
・システマティックレビューの進捗報告
・推奨作成方針の討議
・作成スケジュールの再確認

第6回診療ガイドライン作成委員会会議【2020年2月23日：TKP東京駅セントラルカンファレンスセンター】
・推奨度決定方法の確認
・推奨草案の提示
・推奨決定［25名出席（29名中の86％）］
診断・内視鏡治療CQ1-1，CQ1-2，CQ2-1，CQ3-1，CQ4-1，CQ4-2，CQ5，CQ6-1，CQ6-2，外科治療CQ1，CQ2，CQ3，内視鏡・外科治療CQ1

第7回診療ガイドライン作成委員会会議【2020年7月11日：Zoomオンライン会議】

・推奨決定［27 名出席（29 名中の 93%）］
診断・内視鏡治療 CQ2-2，CQ3-2，薬物療法 CQ1，CQ2，CQ3，CQ4
第 8 回診療ガイドライン作成委員会会議【2020 年 12 月 11 日：Zoom オンライン会議】
・診断/治療アルゴリズム作成
・パブリックコメントの実施方針確認
第 9 回診療ガイドライン作成委員会会議【2021 年 3 月 28 日：Zoom オンライン会議】
・パブリックコメント後の修正方針確認
・診断/治療アルゴリズム確定

グループ会議
・外科グループ第 1 回会議【2019 年 7 月 18 日：TKP 品川カンファレンスセンター 4 階　ミーティングルーム 4M】
・外科グループ第 2 回会議【2019 年 11 月 22 日：ポートピアホテル本館 B1 階　布引】

・薬物療法グループ第 1 回会議【2019 年 3 月 18 日：TKP ガーデンシティ PREMIUM 名古屋新幹線口　バンケットルーム 7E】
・薬物療法グループ第 2 回会議【2019 年 7 月 19 日：京都国際会館】
・薬物療法グループ第 3 回会議【2019 年 12 月 26 日：TKP ガーデンシティ PREMIUM 名古屋新幹線口　バンケットルーム 7E】

ガイドライン作成のための勉強会
・「Minds 診療ガイドライン作成マニュアルにおけるガイドライン作成の考え方」講演会　講師：中山健夫　京都大学大学院医学研究科社会健康医学系専攻健康情報学教授【2018 年 11 月 24 日：ザ・プリンス　さくらタワー東京 2F】
・厚生労働省委託事業 EBM 普及推進事業（Minds）診療ガイドラインオンデマンドセミナー【2019 年 7 月 3 日：日本医療機能評価機構　10 階大会議室】

9　外部評価およびパブリックコメント

　本ガイドラインは日本胃癌学会，日本肝胆膵外科学会，日本消化器内視鏡学会，日本放射線腫瘍学会，大腸癌研究会のホームページを利用してパブリックコメントの募集を行った（2021 年 2 月 15 日〜3 月 1 日）．パブリックコメントの募集に際しては，Minds ガイドラインライブラリの「作成団体からのお知らせ」への掲載やメーリングリストの活用により広く周知に努めた．この結果得られた点について作成委員会で検討し，加筆修正した．なお，外部評価委員による評価は実施しなかった．

10 今後の改訂

　今後も医学の進歩や社会情勢の変化とともに十二指腸癌に対する診療内容も変化していくと予想される．このガイドラインも定期的な見直しが必要になると考えられるが，疾患頻度に伴うエビデンス集積の見通しに配慮し，4-5年ごとをめどに改訂する．ただし，医学の進歩などにより治療方針に重大な影響を及ぼす新知見が確認された場合は，改訂に先んじて速報を出すなどの対応を考慮する．

11 資　金

　本ガイドライン作成にあたり要した費用は厚生労働科学研究費補助金「希少癌診療ガイドラインの作成を通した医療提供体制の質向上（課題番号：H29-がん対策-一般-013)」および「学会連携を通じた希少癌の適切な医療の質向上と次世代を担う希少がん領域の人材育成に資する研究（課題番号：20EA1021)」研究班（班長：名古屋大学大学院医学系研究科消化器外科学　小寺泰弘教授)より供出された．ガイドライン作成委員会出席に関わる旅費の支援を一部の作成委員が受けたが，報酬や原稿料などの支払いは一切なく，これらの支援が指針作成への影響を及ぼすものではなかった．特定企業からの資金提供はない．

12 利益相反に関して

　・日本医学会「診療ガイドライン策定参加資格基準ガイダンス」[2] に基づき，作成委員が利益相反の開示を行った．開示内容は書籍の冒頭に掲載した．
　・利益相反に対する対策
　委員会は内科，外科，放射線科，病理等の多分野の構成とし，意見の偏りを最小限にした．さらに，すべての推奨決定は委員長ならびに統括委員を除く全員投票とし，コンセンサスを重視した．棄権は可能とした．また，CQごとに経済的/学術的利益相反を有する委員は投票を棄権した．

13 協力者

　本ガイドラインは作成協力委員の援助によって作成された．

14 参考文献

［1］小島原典子，中山健夫，森實敏夫，他 編．Minds 診療ガイドライン作成マニュアル2017．公益財団法人日本医療機能評価機構．https://minds.jcqhc.or.jp/s/developer_manual
［2］日本医学会．診療ガイドライン策定参加者資格基準ガイダンス．https://jams.med.or.jp/guideline/clinical_guidance.pdf

CQ/ステートメント
一覧

CQ/ステートメント一覧

合意率　①行うことを強く推奨する．②行うことを弱く推奨する．③行わないことを弱く推奨する．
④行わないことを強く推奨する．⑤推奨無し

番号	CQ	ステートメント	推奨の強さ/エビデンスの確実性	投票人数	合意率（%）				
					①	②	③	④	⑤
診断・内視鏡治療									
1-1	十二指腸癌の疫学について	人口100万人あたり北米では3.0-3.7人，欧米では2.9-4.3人と報告され緩徐な増加傾向がみられる．本邦の全国がん登録データによると2016年に診断された十二指腸癌は3,005人であり，粗率としては人口100万人あたり23.7人と欧米と比較して高い（総人口を1億2,693万3千人として計算）．発症年齢は60-70歳台で，やや男性に多い．欧米では診断時に局所にとどまるものが全体の10-22%と報告されるが，本邦の2016年データでは局所にとどまるものが56%であり，その約半数に内視鏡的治療がなされていた．	推奨無し/—	—	—	—	—	—	—
1-2	十二指腸癌のリスクは何か？	非乳頭部十二指腸癌のリスク因子として，家族性大腸腺腫症（FAP）以外のリスクは明らかでない．	推奨無し/—	—	—	—	—	—	—
2-1	十二指腸腺腫は治療対象か？	非乳頭部十二指腸腺腫に治療を行うことを弱く推奨する．	弱い/C	23	0	100	0	0	0
2-2	十二指腸腫瘍における腺腫と癌の鑑別をどのように行うか？	腺腫と癌の鑑別には生検による組織診断が標準であるが，内視鏡治療を考慮する場合に，内視鏡診断で実施することを弱く推奨する．	弱い/C	22	0	100	0	0	0
3-1	粘膜内癌と粘膜下層癌の鑑別には何が推奨されるか？	内視鏡を用いた肉眼型や色調で評価することを弱く推奨する．	弱い/C	24	0	100	0	0	0
3-2	遠隔転移診断に何が推奨されるか？	造影CT検査を含めた画像診断を行うことを弱く推奨する．	弱い/C	23	0	100	0	0	0
4-1	十二指腸腫瘍に対する各種内視鏡治療の適応基準は何か？	Polypectomy, EMR, ESD, LECSなどが行われているものの，各種治療法の適応基準は明らかではない．	推奨無し/—	—	—	—	—	—	—

番号	CQ	ステートメント	推奨の強さ/エビデンスの確実性	投票人数	合意率（%）				
					①	②	③	④	⑤
4-2	各種内視鏡治療の術者・施設要件は何か？	術者・施設要件は明らかではないが，ESD は手技に習熟した術者，施設による施行を弱く推奨する.	弱い/C	24	0	100	0	0	0
5	表在性非乳頭部十二指腸上皮性腫瘍に対する内視鏡治療後の偶発症予防は推奨されるか？	十二指腸 EMR，ESD 施行時に粘膜縫縮や PGA シートによる創部の被覆を含めた偶発症の予防を行うことを弱く推奨する.	弱い/C	23	0	100	0	0	0
6-1	内視鏡治療後に外科的治療を行う推奨基準は何か？	粘膜下層癌，脈管侵襲症例では追加手術を行うことを弱く推奨する.	弱い/C	23	0	100	0	0	0
6-2	内視鏡治療後局所再発ならびに異時性多発の早期発見のために，内視鏡によるサーベイランスは推奨されるか？	内視鏡治療後局所再発の早期発見のために内視鏡によるサーベイランスは，行うことを弱く推奨する.	弱い/C	24	0	100	0	0	0
外科治療									
1	十二指腸癌に対する外科的治療においてリンパ節郭清は推奨されるか？	十二指腸癌に対する外科的治療において，リンパ節郭清を行うことを弱く推奨する. ただし，粘膜内病変ではリンパ節郭清を省略できる可能性がある.	弱い/D	24	0	96	0	0	4
2	深達度や占居部位を考慮し，膵頭十二指腸切除術以外の術式を行うことは推奨されるか？	粘膜下層以深の十二指腸癌では，膵頭十二指腸切除術以外の術式を行わないことを弱く推奨する.	弱い/C	24	0	0	79	0	21
3	十二指腸癌外科切除後の再発診断にはどのようなフォローアップが推奨されるか？	十二指腸癌外科切除後は遠隔転移や局所再発の診断のために各種画像検査による慎重な経過観察を行うことを弱く推奨する.	弱い/C	24	0	100	0	0	0
内視鏡・外科治療									
1	閉塞症状を伴う切除不能十二指腸癌に対する消化管吻合術や内視鏡的ステント挿入は推奨されるか？	消化管吻合術や内視鏡的ステント挿入は，有効性が期待できる場合は行うことを弱く推奨する.	弱い/D	24	0	100	0	0	0

番号	CQ	ステートメント	推奨の強さ/エビデンスの確実性	投票人数	合意率（%）				
					①	②	③	④	⑤
薬物療法									
1	切除可能十二指腸癌を含む小腸癌に周術期補助療法を行うことは推奨されるか？	切除可能小腸癌に対する術後補助療法を行わないことを弱く推奨する.	弱い/D	23	0	0	96	0	4
2	切除不能・再発十二指腸癌を含む小腸癌にMSI検査，HER2検査，RAS遺伝子検査は推奨されるか？	①MSI検査を行うことを強く推奨する. ②HER2検査，RAS遺伝子検査を行わないことを弱く推奨する.	①強い/B ②弱い/D	24/24	96/0	4/0	0/100	0/0	0/0
3	切除不能・再発十二指腸癌を含む小腸癌に全身薬物療法は推奨されるか？	切除不能・再発十二指腸癌を含む小腸癌にフッ化ピリミジン，オキサリプラチンを用いた全身薬物療法を行うことを弱く推奨する.	弱い/D	23	0	100	0	0	0
4	切除不能・再発十二指腸癌を含む小腸癌に免疫チェックポイント阻害薬は推奨されるか？	MSI-HighまたはdMMRを有する既治療の切除不能・再発十二指腸癌を含む小腸癌に限り，ペムブロリズマブ単剤投与を強く推奨する.	強い/B	24	92	8	0	0	0

総 論

1 診 断

I 治療前診断

1 疫 学

　十二指腸癌発生のハイリスクとしては家族性大腸腺腫症（FAP）が知られているが，遺伝的な背景のない孤発例もしばしばあり，主な発生機序として腺腫由来（adenoma-carcinoma sequence）が考えられている．孤発例における発症リスクとして明確な生活/環境因子は特定されていない．欧米での発生頻度は人口100万人あたり3-4人と比較的稀であり，緩徐な増加傾向がみられる．本邦の全国がん登録データによる2016年に診断された十二指腸癌の粗率は人口100万人あたり23.7人と欧米と比較して高い．本邦における継時的な発生率の変化は，これまで調査がなかったため不明であり，今後研究が必要である．

2 症 状

　十二指腸癌に特有の症状はなく，表在癌では8割以上が無症状である．進行癌では，腹部痛・悪心・通過障害・食欲不振・黄疸などがみられる．本邦で報告されている十二指腸癌の約半数が限局期であり，その多くが検診・健康診断や人間ドックで発見されている．孤発例の表在性非乳頭部十二指腸上皮性腫瘍（腺腫または粘膜内/粘膜下層までの癌，superficial nonampullary duodenal epithelial tumor；SNADET）の多くが十二指腸球部-下行部までにみられることから，検診/スクリーニング上部消化管内視鏡（EGD）において，十二指腸下行部までのルーチン撮影を行うことが無症状での病変指摘につながる．一方，FAPにおいては十二指腸（乳頭部を含む）癌の発生リスクは高いため，定期的なサーベイランスが必要である．サーベイランス間隔についてのコンセンサスは得られていないが，FAPに合併する十二指腸腺腫の病期分類であるSpigelman分類に応じた検査が行われる[1]．

3 検 査

　白色光内視鏡（WLI）においてSNADETと鑑別すべき非腫瘍性病変として頻度の多いものは，十二指腸炎・腺窩上皮化生過形成性ポリープ・異所性胃粘膜・Brunner腺過形成・異所性膵などである．これらは，部位・単発か多発か・表面模様・領域性の有無，などの所見によりある程度鑑別可能である．SNADETの多くは平坦隆起型であり，治療法を見据えて低異型度腺腫（low-grade adenoma；LGA）から高異型度腺腫（high-grade adenoma；HGA）/癌を鑑別する必要がある．WLI所見では，形態（隆起または陥凹・複合型か）・隆起であれば分葉構造の有無・分葉の不均一・色調（周囲粘膜と比し発

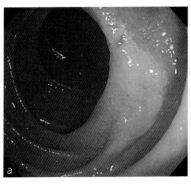 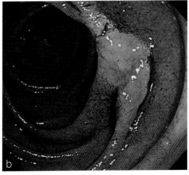

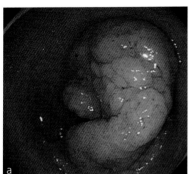 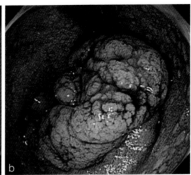

図1. 下行部の0-Ⅱa病変（粘膜内癌，tub1，腸型形質優位）.
a. WLI画像：褪～正色調の丈の低い隆起性病変として認識.
b. インジゴカルミン散布像：分葉傾向に乏しく，中心には陥凹傾向を伴う.

図2. 球部の0-Ⅰ病変（粘膜内癌，tub1-pap，胃型形質）.
a. WLI画像：正色調で一部に発赤を伴う，いびつな丈の高い隆起性病変として認識.
b. インジゴカルミン散布像：分葉傾向を有するが，一様ではなく大小の結節と絨毛様の表面構造を伴う.

赤あるいは褪色・正色調か，均一な色調か）・絨毛の白色化および病変径が重要である.陥凹を有するもの・発赤を有するもの・瑞々しさがなく不均一な凹凸を有する病変・腫瘍径が大きなものは十二指腸癌の可能性を有する.インジゴカルミンによる色素コントラスト法は，胃や大腸癌の内視鏡診断と同様にSNADETの診断にも用いられている.しかし，インジゴカルミンがSNADETの拾い上げおよび診断に有用であることを示したランダム化比較試験はない.

　十二指腸癌の診断には，生検による組織診断が標準ではあるが，鉗子生検による病理組織診断は病巣内の一点の診断で必ずしも病巣全体の組織型を反映しているとは限らない.近年，画像強調観察（IEE）や拡大内視鏡観察などの内視鏡観察法により，非腫瘍/腫瘍の鑑別やLGAとHGA/癌の鑑別の有用性が報告されている.生検による線維化が懸念される，あるいは内視鏡治療を考慮するような病変では生検診断に頼らずWLIとIEEによる診断を総合的に判断して治療前診断を行うことが考慮される[2].一方で，IEEはすべての施設で使用できるわけではなく，使用できる施設は限定されているため，WLIによりしっかり観察し，所見を捉える必要がある.

　癌が疑われる病変では，粘膜内（cT1a）あるいは粘膜下層浸潤癌（cT1b）の鑑別が重要である.WLIにおけるcT1bの指標として，発赤調・粘膜下腫瘍様隆起を有する・深い陥凹などの所見が報告されている[3,4].深達度診断に関してWLIと超音波内視鏡（EUS）を比較した研究はないが，EUSが補助的診断として有用な場合がある.また，SNADETにおいて粘液形質の違いにより形態や存在部位・悪性度が異なることが知られており，腸型形質優位の病変は下行部に，胃型形質を有する病変は球部に多くみられ，

表1. TNM 分類（UICC/AJCC, 8th, 2017）

Tumor (T)	原発巣	Node (N)	リンパ節	Metastasis (M)	遠隔転移
TX	評価未施行	NX	評価未施行	MX	評価未施行
T0	認めない	N0	転移なし	M0	なし
Tis	上皮内癌	N1	1-2個あり	M1	あり
T1a	粘膜固有層/ 粘膜筋板まで	N2	3個以上		
T1b	粘膜下層まで				
T2	筋層まで				
T3	漿膜下層/ 筋層周囲組織へ浸潤				
T4	臓側腹膜を貫通/ 他臓器・構造へ浸潤				

（TNM 悪性腫瘍の分類，第8版，金原出版，2017 より作成）

表2. TNM 分類による病期分類
（UICC/AJCC, 8th, 2017）

Stage	T	N	M
0	Tis	N0	M0
I	T1	N0	M0
	T2	N0	M0
ⅡA	T3	N0	M0
ⅡB	T4	N0	M0
ⅢA	Any T	N1	M0
ⅢB	Any T	N2	M0
Ⅳ	Any T	Any N	M1

（TNM 悪性腫瘍の分類，第8版，金原出版，
2017 より作成）

腸型よりも悪性度が高い[5,6]（図1, 2）．十二指腸 cT1b 癌においては，外科治療が考慮されるため，CT による転移診断を行う．CT 検査により，原発巣の壁内壁外浸潤，血管浸潤，周囲脂肪織浸潤，他臓器浸潤，リンパ節転移，遠隔転移評価を行う．その他の検査法は必要時に行う（十二指腸造影，大腸内視鏡，MRI，PET，骨シンチグラフィなど）．進行癌で閉塞症状がみられるような病変では，しばしば由来が十二指腸（非乳頭）か乳頭部，膵臓由来なのか内視鏡検査のみでは判断が困難な場合があり，CT や腹部超音波検査・EUS などを組み合わせた総合診断が必要である．

4　病期診断

2020年9月現在，十二指腸癌の取扱い規約が存在せず，早期癌の定義がないため，本項では表在性非乳頭部十二指腸上皮性腫瘍（SNADET）を腺腫あるいは粘膜下層までにとどまる腺癌と定義する．また，十二指腸癌の進行度は UICC/AJCC による小腸腺癌のTNM 分類（第8版，2017年）を用いることとする（表1, 2）．

表 3．十二指腸癌 Stage Ⅰ（pT1aN0M0）に対する R0 内視鏡治療後経過
観察案

術後経過観察年月	1ヶ月	6ヶ月	1年	2年	3年	4年	5年
診察・PS，体重	○	○	○	○	○	○	○
内視鏡		○	○	○	○	○	○

表 4．十二指腸癌 Stage Ⅰ（pT1bN0M0）または Ⅱ 以上に対する R0 術後経過観察案

					1年				2年		3年		4年		5年
術後年月	1ヶ月	3ヶ月	6ヶ月	9ヶ月		3ヶ月	6ヶ月	9ヶ月		6ヶ月		6ヶ月		6ヶ月	
診察・PS，体重	○	○	○	○	○	○	○	○	○	○	○	○	○	○	○
血液検査	○	○	○	○	○	○	○	○	○	○	○	○	○	○	○
CT and/or US			○		○		○		○	○	○		○		○
内視鏡					○						○				○

　　また，十二指腸癌の肉眼型に関しては，十二指腸癌の取扱い規約が存在しないため，論文によっては胃癌取扱い規約・大腸癌取扱い規約に準じた報告をしていることに注意されたい．

Ⅱ　術後，再発・転移のモニタリング

　　内視鏡的な切除により根治切除（R0）が得られ，病理診断により転移リスクのほぼない腺腫あるいは粘膜内癌の場合には，局所再発のリスクは限りなく低いと考えられる．一方，断端が陽性/不明/判定不能の場合には，局所再発のリスクが懸念され，内視鏡によるサーベイランスが行われる．内視鏡治療後のサーベイランスについては，初回は半年から1年後に行い，以降は年1回とする報告はあるが，定まった方法はない．

　　外科手術後の再発部位は局所・肝臓・肺などが想定され，これらの発見のためにはEGD，腹部超音波検査，CT 検査による経過観察が行われる．再発リスクに応じて計画的な経過観察が必要であるが，適切な検査法や間隔に関する前向きの研究論文はない．しかし，いくつかの後ろ向き研究や他消化器癌での経過観察を考慮し，再発・再燃時期の結果より，pT1aN0M0 とより進んだ病期に対する経過観察法を参考までに提示する（表 3，4）．術後 5 年後以降は，基本検診，職場健診や人間ドックを有効利用する．

Ⅲ　病理診断

1　組織型分類

　　十二指腸の規約分類は存在しないが，現時点では胃癌や大腸癌の取扱い規約に準じた組織型分類を用いるのが一般的である（表 5）．

表5. 十二指腸癌の組織型分類

乳頭腺癌 Papillary adenocarcinoma（pap）
管状腺癌 Tubular adenocarcinoma（tub）
a. 高分化 Well differentiated（tub1）
b. 中分化 Moderately differentiated（tub2）
低分化腺癌 Poorly differentiated adenocarcinoma（por）
a. Solid type（por1）
b. Non-solid type（por2）
粘液癌 Mucinous adenocarcinoma（muc）
印環細胞癌 Signet-ring cell carcinoma（sig）
特殊型 Special types（内分泌細胞癌，リンパ球浸潤癌，胎児消化管類似癌，肝様腺癌，腺扁平上皮癌，扁平上皮癌，未分化癌，その他）

　十二指腸癌の大多数は分化型腺癌，すなわち管状腺癌（tub1，tub2）や乳頭腺癌（pap）の組織型を示し，その他の組織型は稀である．

　さらにこうした組織構築を基にした組織型分類に加え，十二指腸癌においてはその成り立ちを反映した細胞形質に基づく分類の重要性が明らかになりつつある．十二指腸癌には，一般的な大腸癌に類似した腸型形質の腺癌（図3）と，胃型形質を示す腺癌（図4）が存在し，特に後者は大腸や空腸・回腸にはみられない十二指腸に特徴的な腺癌である．両者の特徴を持つ胃腸混合型の腺癌も存在する．十二指腸の近位側（Brunner 腺が分布する乳頭部より口側の十二指腸）には，Brunner 腺やその過形成，消化性傷害などによる胃腺窩上皮化生，異所性胃粘膜がしばしば存在し，これらに由来して胃型の腺癌が好発する．一方，腸型形質の腺癌は，小腸全体に存在する小腸型上皮（吸収細胞，杯細胞，パネート細胞）への分化を示す腺癌である．こうした成り立ちの違いを反映し，胃型腺癌の大多数は十二指腸近位側に発生し，腸型腺癌は十二指腸全体に発生する．膵癌や胆管癌に類似する胆膵型の腫瘍が乳頭部領域に発生するが，非乳頭部十二指腸における発生は稀である．臨床的意義としては，早期癌におけるリンパ節転移リスクや治療標的分子の発現などの点で両者に違いがある可能性が指摘されており，今後の検討課題である[7-9]．前癌病変である腺腫についても，十二指腸には胃型の腺腫と腸型の腺腫が認められ，それぞれの型で adenoma-carcinoma sequence が存在する[9]．

　現時点では全国的に共有されている十二指腸癌の取扱い規約分類は存在せず，病理医により診断が一致しないことがある[10]．特に胃型腫瘍の分類や診断基準については標準化されていない部分があり，臨床的取り扱い方針についても課題が残されている．ここでは本邦で標準的に用いられていると考えられる組織分類のポイントを概説する．

a. 腸型腫瘍（腺腫と腺癌）

　大腸に発生する腺腫や腺癌と類似した腫瘍．腺腫は異型度から低異型度腺腫（LGA）と高異型度腺腫（HGA）に分類し，組織構築から管状，管状絨毛状，絨毛状，鋸歯状腺腫に分類する．腸型腫瘍の診断においては，低異型度腺腫と高異型度腺腫の鑑別，あるいは高異型度腺腫と腺癌の鑑別に際し，大腸腫瘍の診断と同様の基準を用いるのが一般的である．十二指腸癌でも大腸癌と近い割合でマイクロサテライト不安定性がみられ

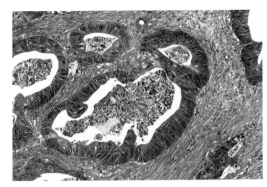

図 3．腸型腺癌（×400）

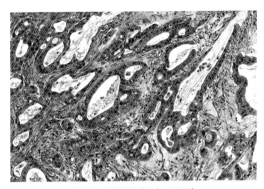

図 4．胃型腺癌（×400）

る[11]．

b．胃型腫瘍（腺腫と腺癌，および境界病変）

　胃腺窩上皮や幽門腺（あるいは頸部粘液細胞や Brunner 腺）への分化を示す腫瘍で，多くは細胞像から胃型形質の把握が可能だが，免疫染色で MUC5AC（胃腺窩上皮マーカー）や MUC6（幽門腺・頸部粘液細胞・Brunner 腺マーカー）の陽性所見により胃型形質を確認することができる．胃型と腸型の両成分を有する混合型も少なくない．

　胃型の腺腫は細胞異型が軽度な非浸潤性の腫瘍を指し，特に幽門腺分化が主体のものは幽門腺腺腫（pyloric gland adenoma）と呼ばれている．腸型腺腫と同様に，胃型の低異型度腺腫（LGA）と高異型度腺腫（HGA）に分けることができる．胃型の腺腫は細胞異型が低異型度であっても，腸型腫瘍に比べてより複雑な管状・乳頭状構造を示し，構造異型の点では高異型度を示す例が多い[7]．

　胃型の腺癌はより高度の細胞異型や構造異型を示す上皮内癌，および異型度に関わらず浸潤性増殖を示す浸潤性の癌が含まれる．腺腫と腺癌の診断基準は大腸腫瘍の基準ではなく，胃腫瘍の基準に準じて診断することが一般的である[12]．胃型腺癌は腸型の腺癌に比して，核はより類円形で細胞質は淡好酸性から好酸性を呈し，悪性度はより高い傾向にあることが報告されている[7-9]．

　胃型腫瘍においては，腺腫と腺癌の境界的な組織学的悪性度を示す病変が存在し，暫定的に neoplasms of uncertain malignant potential（NUMP）等の診断名を用いて境界悪性病変として位置づける立場がある[13]．NUMP は胃型上皮からなり，細胞異型は軽度から中等度であるが，密で複雑な乳頭管状構造を示して増殖し，ポリープ状病変のほか，しばしば粘膜下層側に圧排性に発育して粘膜下腫瘍（SMT）様病変を形成するものの，明らかな浸潤所見を示さない病変を指す（図 5，6）．病理医によっては高異型度の腺腫あるいは腺癌と診断されることもあるため，臨床的な取り扱いが問題となるが，現状では症例の蓄積が少ないため浸潤癌への進展リスクを含め生物学的な振舞が明らかでなく，今後多数の症例を検討して適切な診断基準と治療指針を確立する必要がある．

c．遺伝性・ポリポーシス，炎症性疾患に関連する十二指腸癌

　いくつかの遺伝性疾患やポリポーシスでは十二指腸癌の発生リスクが高まる．最も頻

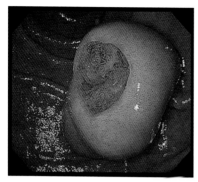

図 5. Inverted type 胃型腫瘍　WLI
　　 画像

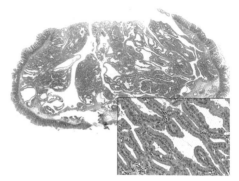

図 6. Inverted type 胃型腫瘍　組織像

度が高いのは FAP で，大腸と同様に十二指腸にも腸型の腺腫が多発し，adenoma-car-
cinoma sequence で腸型腺癌が発生する．MUTYH 関連ポリポーシスでも同様である．
Lynch 症候群ではマイクロサテライト不安定性型の腺癌が発生しやすくなる [11]．また
Peutz-Jeghers ポリポーシスや若年性ポリポーシスなどの過誤腫性ポリポーシスに由来
する癌の発生も知られている．

　慢性炎症性疾患では，Crohn 病，本邦では極めて稀だがセリアック病を背景として十
二指腸癌が発生し，特にセリアック病関連癌ではマイクロサテライト不安定性型の頻度
が高いことが報告されている [14,15]．

2　その他の病理学評価項目

　病理報告書に最低限記載すべき事項として，肉眼型，腫瘍径，発生部位，組織型，深
達度，静脈侵襲，リンパ管侵襲，断端評価，リンパ節転移評価が挙げられ，現時点では
胃癌取扱い規約や大腸癌取扱い規約に準じて記載を行うことが一般的である．

　深達度は表 1 に従って評価する．十二指腸の球部から乳頭部付近まで Brunner 腺が存
在し，粘膜内癌が Brunner 腺やその導管内に進展することがある（図 7）．食道癌にお
ける固有食道腺内進展（pT1a-EP として扱う）や胆嚢癌における Rokitansky-Aschoff
洞内への進展（pTis として扱う）と同様の所見と考えられるため，十二指腸粘膜内癌に
おいても Brunner 腺内進展は真の粘膜下層浸潤とは区別し，これをもって pT1b とはし
ないよう注意が必要である．また上記の NUMP など主に胃型腫瘍では細胞異型が軽度
で明らかな浸潤を示さずに粘膜下層へ圧排性発育を示す腫瘍（図 6）が特徴的に認めら
れるが，現時点では明らかな癌とは判定できないので，粘膜下層浸潤癌とはせずに，
NUMP などの診断名を用いて粘膜下層浸潤癌とは異なることを明記するのが妥当と考
えられる．

● 参考文献

[1] 大腸癌研究会編．遺伝性大腸癌診療ガイドライン 2020 年版．金原出版．2020.
[2] Yamasaki Y, Takeuchi Y, Kanesaka T, et al. Differentiation between duodenal neoplasms and

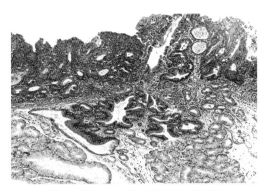

図7．Brunner 腺内進展（×200）

non-neoplasms using magnifying narrow-band imaging-Do we still need biopsies for duodenal lesions? Dig Endosc. 2020；32：84-95.

［3］ Yoshimizu K, Kawachi H, Yamamoto Y, et al. Clinicopathological features and risk factors for lymph node metastasis in early-stage non-ampullary duodenal adenocarcinoma. J Gastroenterol. 2020；55：754-762.

［4］ Takinami M, Kakushima N, Yoshida M, et al. Endoscopic features of submucosal invasive non-ampullary duodenal carcinomas. J Gastroenterol Hepatol. 2020；35：821-826.

［5］ Yoshida M, Shimoda T, Abe M, et al. Clinicopathological characteristics of non-ampullary duodenal tumors and their phenotypic classification. Pathol Int. 2019；69：398-406.

［6］ Matsueda K, Kanzaki H, Matsueda K, et al. The clinicopathological differences of sporadic non-ampullary duodenal epithelial neoplasm depending on tumor location. J Gastroenterol Hepatol. 2019；34：1540-1544.

［7］ Toba T, Inoshita N, Kaise M, et al. Clinicopathological features of superficial non-ampurally duodenal epithelial tumor；gastric phenotype of histology correlates to higher malignant potency. J Gastroenterol. 2018；53：64-70.

［8］ Hijikata K, Nemoto T, Igarashi Y, Shibuya K. Extra-ampullary duodenal adenoma：a clinicopathological study. Histopathology. 2017；71：200-207.

［9］ Ushiku T, Arnason T, Fukayama M, et al. Extra-ampullary duodenal adenocarcinoma. Am J Surg Pathol. 2014；38：1484-1493.

［10］松本主之，小山恒男，八尾隆史，他．十二指腸腺腫・癌の病理診断基準を検討する．胃と腸．2019；54：1141-1168.

［11］Latham A, Srinivasan P, Kemel Y, et al. Microsatellite instability is associated with the presence of Lynch syndrome pan-cancer. J Clin Oncol. 2019；37：286-295.

［12］八尾隆史，津山翔，赤澤洋一，他．十二指腸腺腫と癌の病理組織学的診断基準（案）．胃と腸．2019；54：1088-1094.

［13］Hida R, Yamamoto H, Hirahashi M, et al. Duodenal neoplasms of gastric phenotype：an immunohistochemical and genetic study with a practical approach to the classification. Am J Surg Pathol. 2017；41：343-353.

［14］Vanoli A, Di Sabatino A, Furlan D, et al. Small bowel carcinomas in coeliac or Crohn's disease：clinico-pathological, molecular, and prognostic features. a study from the Small Bowel Cancer Italian Consortium. J Crohns Colitis. 2017；11：942-953.

［15］Rizzo F, Vanoli A, Sahnane N, et al. Small-bowel carcinomas associated with celiac disease：transcriptomic profiling shows predominance of microsatellite instability-immune and mesenchymal subtypes. Virchows Arch. 2020；476：711-723.

2 治 療

I 内視鏡治療

　表在性腫瘍に対する内視鏡治療は，転移がないことが必要条件となることから，術前診断において，腺腫，もしくは，粘膜内癌と診断された病変が内視鏡治療の適応となる（p.31「治療アルゴリズム」図参照）．

　内視鏡治療法は，従来，ポリペクトミー，内視鏡的粘膜切除術（Endoscopic Mucosal Resection；EMR），内視鏡的粘膜下層剥離術（Endoscopic Submucosal Dissection；ESD）に大別されてきた．ポリペクトミーは，病変周囲に鋼線スネアをかけ高周波により切除する方法，EMR は，病変部の粘膜下に生理食塩液やヒアルロン酸溶液などを局注し挙上させた後，鋼線スネアをかけ高周波により切除する方法，ESD は，病変部の粘膜下に生理食塩液やヒアルロン酸溶液などを局注し挙上させた後，高周波デバイスを用いて病変周囲の粘膜を切開し，さらに粘膜下層を剥離して切除する方法である．近年は，これらに分類できない新たな内視鏡治療法として，高周波を用いないコールドポリペクトミー（CP）が普及しつつあり，本手技は生検鉗子より大型のカップを有した開閉型鉗子を用いて病変をカップ内に把持切除するコールド・フォーセプス・ポリペクトミー，高周波用のものより切れ味を向上させた鋼線スネアを用いて通電することなく絞扼切除するコールドスネアポリペクトミー（CSP）に分けられる．また，病変の存在する管腔内を脱気後，生理食塩液で満たし水中に浮遊した病変に鋼線スネアをかけ，高周波により切除する浸水下 EMR（UEMR）が開発されている．さらには，内視鏡で粘膜側からの切開剥離手技を行い，腹腔鏡で漿膜側からの切開縫合手技を行って病変を粘膜下層レベルもしくは全層で切除する腹腔鏡・内視鏡合同手術（Laparoscopy and Endoscopy Cooperative Surgery：LECS）も開発されている．

　これらの各種内視鏡治療法および LECS をどのように使い分けるかについては一定のコンセンサスは得られておらず，今後の更なる検討が必要である [1]．術前診断で腺腫が確定している病変に対しては分割切除が許容されるが，癌を疑う病変もしくは癌が確定している病変は一括切除が原則である．

　有茎性もしくは亜有茎性病変の場合，鋼線スネアで一括切除が可能な病変はポリペクトミーを行うが，ポリペクトミーで分割切除になる可能性がある病変は，明らかな腺腫を除いて，ESD もしくは LECS など，各施設の基準により一括切除可能な治療法を選択する．

　広基性もしくは表面型病変の場合，腺腫と術前診断が確定している病変であれば，腫瘍径などを参考に各施設の基準により治療法を選択する．一般に CP は 1 cm 以下 [2]，UEMR は 2 cm 以下の病変に適用される [3]．2 cm を超える病変は，EMR による分割切除を行うか，ESD もしくは LECS を行うかについては議論のあるところである [4]．癌を疑う病変もしくは癌が確定している病変であれば，UEMR，EMR，ESD，LECS のうち，腫瘍径などを参考に各施設の基準により一括切除が可能な治療法を選択する [5]．一般に，1 cm 以下の病変では UEMR，EMR が，1〜2 cm の病変では UEMR，EMR もし

くは ESD が，2 cm を超える病変では ESD もしくは LECS が行われる[6].

　治療前に行われた生検等により粘膜下層に線維化を来たすことが知られており，この場合，粘膜下局注で Non-lifting sign を示す[7]. 線維化病変には，局注を併用しない UEMR の有用性が報告されている．また，線維化病変には，良悪性，腫瘍径に関わらず ESD や LECS が選択されることがある．

　内視鏡治療の主な偶発症は出血と穿孔であり，特に ESD においては，偶発症発生率が高く，しっかりとした対策が求められる．術中の偶発症対策としては，習熟した術者が丁寧な手技を行うことが最重要であるが，術後偶発症対策としては，糸付きクリップやエンドループを併用したクリップによる創部縫縮や Over-The-Scope Clip（OTSC）を用いた創部縫縮，ポリグリコール酸（PGA）シートによる創部被覆の有用性が示されている[8-13]. LECS は，漿膜側から縫合糸による創部縫合を強固に行うことができるため，術後偶発症を最小限に抑えられるという利点がある．

　内視鏡治療後は病理学的評価を正確に行う必要がある．腺腫の場合は，一括かつ切除断端陰性で切除されたものは，1 年後の内視鏡経過観察とする．分割もしくは切除断端が不明・陽性であれば，2-3 ヶ月後の内視鏡観察により，遺残の有無をチェックする．癌の場合は，粘膜下層浸潤，深部断端不明・陽性，脈管侵襲陽性のいずれかがみられれば，追加外科切除を考慮する．粘膜内癌かつ脈管侵襲陰性の場合，分割切除もしくは側方断端不明・陽性であれば，2-3 ヶ月後の内視鏡観察により，遺残の有無をチェックするが，一括切除かつ側方断端陰性であれば，1 年後の内視鏡経過観察とする．

● 参考文献

［1］小野裕之，貝瀬満，野中哲，他．十二指腸非乳頭部腫瘍に対する内視鏡治療と偶発症の現状．胃と腸．2016；51：1585-1592.

［2］Maruoka D, Matsumura T, Kasamatsu S, et al. Cold polypectomy for duodenal adenomas: a prospective clinical trial. Endoscopy. 2017；49：776-783.

［3］Yamasaki Y, Uedo N, Takeuchi Y, et al. Underwater endoscopic mucosal resection for superficial nonampullary duodenal adenomas. Endoscopy. 2018；50：154-158.

［4］Kakushima N, Yoshida M, Yabuuchi Y, et al. Present status of endoscopic submucosal dissection for non-ampullary duodenal epithelial tumors. Clin Endosc. 2020. Jan 15. online ahead of print.

［5］Yahagi N, Kato M, Ochiai Y et al. Outcomes of endoscopic resection for superficial duodenal epithelial neoplasia. Gastointest Endosc. 2018；88：676-682.

［6］Kanaji S, Morita Y, Yamazaki Y, et al. Feasibility of laparoscopic endoscopic cooperative surgery for non-amupullary superficial duodenal neoplasms: single-arm confirmatory trial. Dig Endosc. 2020 Apr 25. online ahead of print.

［7］Kinoshita S, Nishizawa T, Ochiai Y, et al. Accuracy of biopsy for the preoperative diagnosis of superficial non-ampullary duodenal adenocarcinoma. Gastrointest Endosc. 2017；86：329-332.

［8］Doyama H, Tominaga K, Yoshida N, et al. Endoscopic tissue shielding with polyglycolic acid sheets, fibrin glue and clips to preven delayed perforation after duodenal endoscopic resection. Dig Endosc. 2014；26：41-45.

［9］Takimoto K, Imai Y, Matsuyama K. Endoscopic tissue shielding method with polyglycoloc acid sheets and fibrin glue to prevent delayed perforation after duodenal endoscopic submucosal dissection. Dig Endosc. 2014；26：46-49.

［10］Dohi O, Yoshida N, Naito Y, et al. Efficacy and safety of endoscopic submucosal dissection using a scissors-type knife with prophylactic over-the-scope clip closure for superficial non-ampullary duodenal epithelial tumors. Dig Endosc. 2019. online ahead of print.

[11] Kato M, Ochiai Y, Fukuhara S, et al. Clinical impact of closure of the mucosal defect after duodenal endoscopic submucosal dissection. Gastrointest Endosc. 2019 ; 89 : 87-93.

[12] Tashima T, Ohata K, Sakai E, et al. Efficacy of an over-the-scope clip for preventing adverse events after duodenal endoscopic submucosal dissection : a prospective interventional study. Endoscopy. 2018 ; 50 : 487-496.

[13] Hoteya S, Kaise M, Iizuka T, et al. Delayed bleeding after endoscopic submucosal dissection for non-ampullary superficial duodenal neoplasias might be prevented by prophylactic endoscopic closure : analysis of risk factors. Dig Endosc. 2015 ; 27 : 323-330.

II　外科的治療

1　根治的外科切除術

　十二指腸に発生する原発性悪性腫瘍の大部分は乳頭部癌である．非乳頭部十二指腸癌は稀であり，根治手術術式，リンパ節郭清範囲について確立されたものはない．実際，原発性非乳頭部十二指腸腫瘍に対する術式は，その解剖学的特性から，腫瘍の局在や進展範囲により多岐にわたる．他の消化管癌と同様，リンパ節転移の可能性がないと考えられる病変に対しては，内視鏡的切除を第一に考慮するべきであると考えられる．近年の内視鏡治療・画像診断技術の進歩に伴い，内視鏡的粘膜下層剥離術（ESD）や腹腔鏡・内視鏡合同手術（LECS）等が施行される機会も増えつつある[1,2]．十二指腸癌の腫瘍深達度とリンパ節転移との関係を検討した後ろ向き研究によると，粘膜内病変においてはリンパ節転移を認めないとの報告が多く，粘膜内癌であれば占居部位に関わらず，内視鏡治療の選択が可能であると考えられる[3-7]．しかし，内視鏡的切除が技術的に困難もしくは危険と判断される場合は，外科的切除が第一選択となり，リンパ節郭清を伴わない十二指腸局所切除術が妥当と思われる．ただし，腫瘍の局在によっては膵管や胆管など，他臓器の再建を必要とする場合があり，局所切除の適応は慎重に決められるべきである．

　一方，粘膜下層浸潤癌のリンパ節転移率は5-11％であり，固有筋層以深ではさらにその頻度が高くなると報告されている[7]．したがって，病変が粘膜下層以深である場合は第 I -IV部のどの局在に存在しても周辺リンパ節郭清を伴う術式が妥当と考えられる．腫瘍の局所浸潤や膵頭部周囲リンパ節に転移を多く認めることを考慮すると，現時点での粘膜下層以深の十二指腸癌に対する標準術式としては膵頭十二指腸切除術が提案されると思われる．ただし，リンパ節郭清の意義，至適郭清範囲を証明した報告はない．また，腫瘍局在別のリンパ節転移頻度に関する検討からは，局在部位によりリンパ節転移の好発部位が異なる可能性がある[8]．複数の症例集積において，十二指腸癌に対する膵頭十二指腸切除術と十二指腸局所切除術の術後5年生存率は同程度であるが，手術死亡や膵液瘻などの術後合併症の発生は膵頭十二指腸切除術において高い傾向にあると報告されている[9-15]．近年の手術手技および周術期管理の向上により，high-volume centerにおいては膵頭十二指腸切除術が安全に実施され得る術式となりつつあるが，依然として侵襲の大きい術式であるため，個々の症例によって根治性と侵襲性のバランスに配慮することが肝要である．粘膜下層以深の十二指腸癌に対しても腫瘍因子や患者因子を十分に考慮した上で，適切な原発切除およびリンパ節郭清が可能であれば，膵頭十二指腸切除術以外の縮小手術（幽門側胃切除術，膵温存十二指腸切除術など）を選択できる可能性はある．

2　姑息的治療

　閉塞症状を伴う十二指腸癌に対する緩和的治療として消化管吻合術が挙げられる．また，消化管狭窄または閉塞に対する内視鏡的ステント挿入の安全性と有効性が報告され

ており，本邦でも 2010 年 4 月に保険収載されている[16,17]．いずれの治療も QOL の改善に加えて，その後の化学療法や化学放射線療法の効果を享受できることが期待される．しかし，これまでに十二指腸癌のみを対象とした外科的消化管吻合術と内視鏡的ステント挿入術による生存期間や有効性を比較検討した十分な研究はない．そのため，それぞれの至適適応は一様に述べられないが，実施による有効性が期待できる場合には，患者の予後や performance status を考慮していずれかの選択を検討するべきであると思われる．

● 参考文献

[1] Hotcya S, Yahagi N, Iizuka T, et al. Endoscopic submucosal dissection for nonampullary large superficial adenocarcinoma/adenoma of the duodenum: feasibility and long-term outcomes. Endosc Int Open. 2013；1：2-7.

[2] Goda K, Kikuchi D, Yamamoto Y, et al. Endoscopic diagnosis of superficial non-ampullary duodenal epithelial tumors in Japan: multicenter case series. Dig Endosc. 2014；26 Suppl 2：23-29.

[3] 長谷祐治，近藤高志，前川武男，他．原発性十二指腸癌の1例．日消外会誌．1989；22：127-130.

[4] 川口満宏，木場文男，白坂千秋，他．早期十二指腸癌の1例．日消外会誌．1990；23：293.

[5] Ryu M, Watanabe K, Cho A, et al. Case report of early duodenal cancer with segmental resection and long-term survival. Review of reported Japanese cases. J Hep Bil Pancr Surg. 1994；4：429-434.

[6] 西和田敏，渡辺明彦，西口由希子，他．原発性十二指腸癌の切除例の検討．県奈病医誌．2013；17：9-13.

[7] 阿部展次，吉本恵理，小島洋平，他．原発性十二指腸進行癌に対する外科治療．消化器内視鏡．2015；27：1125-1131.

[8] Sakamoto T, Saiura A, Ono Y, et al. Optimal lymphadenectomy for duodenal adenocarcinoma: Does the number alone matter? Ann Surg Oncol. 2017；24：3368-3375.

[9] Bakaeen FG, Murr MM, Sarr MG, et al. What prognostic factors are important in duodenal adenocarcinoma? Arch Surg. 2000；135：635-641.

[10] Cloyd JM, Norton JA, Visser BC, et al. Does the extent of resection impact survival for duodenal adenocarcinoma? Analysis of 1,611 cases. Ann Surg Oncol. 2015；22：573-580.

[11] Kato Y, Takahashi S, Kinoshita T, et al. Surgical procedure depending on the depth of tumor invasion in duodenal cancer. Jpn J Clin Oncol. 2014；44：224-231.

[12] Meijer LL, Alberga AJ, de Bakker JK, et al. Outcomes and treatment options for duodenal adenocarcinoma: a systematic review and meta-analysis. Ann Surg Oncol. 2018；25：2681-2692.

[13] Onkendi EO, Boostrom SY, Sarr MG, et al. 15-year experience with surgical treatment of duodenal carcinoma: a comparison of periampullary and extra-ampullary duodenal carcinomas. J Gastrointest Surg. 2012；16：682-691.

[14] Jiang QL, Huang XH, Chen YT, et al. Prognostic factors and clinical characteristics of patients with primary duodenal adenocarcinoma: a single-center experience from China. Biomed Res Int. 2016：6491049.

[15] Debang L, Xiaoying S, Tao W, et al. Outcomes of surgical resection for primary duodenal adenocarcinoma: a systematic review. Asian J Surg. 2019；42：46-52.

[16] Shaw JM, Bornman PC, Krige JE, et al. Self-expanding metal stents as an alternative to surgical bypass for malignant gastric outlet obstruction. Br J Surg. 2010；97：872-876.

[17] Hosono S, Ohtani H, Arimoto Y, et al. Endoscopic stenting versus surgical gastroenterostomy for palliation of malignant gastroduodenal obstruction: a meta-analysis. J Gastroenterol. 2007；42：283-290.

Ⅲ 薬物療法

1 概 要

　薬物療法には，術後再発抑制を目的とした補助化学療法と，延命や症状緩和などを目的とした切除不能進行再発十二指腸癌に対する薬物療法が挙げられる．本ガイドラインは「十二指腸癌診療ガイドライン」であり十二指腸癌に対するものではあるが，薬物療法においては十二指腸を空腸・回腸を含む小腸と区別して薬物療法の使い分けが行われている状況ではなく，過去の報告においても十二指腸癌に限定したものは認めていない．以上を踏まえ，薬物療法においては十二指腸のみならず空腸・回腸を含めた小腸癌全体を対象とした薬物療法に関する内容となっていることに留意いただきたい．なお，本邦以外の諸外国における十二指腸癌を含む小腸癌に対するガイドラインは NCCN Clinical Practice Guideline Small Bowel Adenocarcinoma（最新版 Version2. 2020—May 6, 2020）[1] が存在している．

2 十二指腸癌に対する薬物療法

　十二指腸癌を含む小腸癌に対する薬物療法には，術後再発抑制を目的とした補助化学療法（薬物療法 CQ1）と，延命や症状緩和などを目的とした切除不能進行再発小腸癌に対する薬物療法（薬物療法 CQ3，CQ4）がある．

　術後補助化学療法に関しては，現在，手術単独群と術後補助化学療法群を比較するランダム化比較第Ⅲ相試験[2] が行われており，今後のエビデンスの構築が待たれる．

　切除不能・再発十二指腸癌を含む小腸癌に対する薬物療法は，現在までに，殺細胞薬としてフルオロウラシル（5-FU），gimeracil oteracil potassium（S-1），capecitabine（Cape），irinotecan hydrochloride hydrate（IRI），oxaliplatin（OX），cisplatin（CDDP）などを用いたレジメンや，分子標的治療薬として，bevacizumab（BEV），cetuximab（CET），panitumumab（PANI），trastuzumab（TZB）などが報告されている．しかし，全身薬物療法が予後を改善するかについては，十二指腸癌が希少がんであるその疾患特異性から，ベストサポーティブケアとのランダム化比較試験が行われていない．一次治療としてプラチナ製剤を含む化学療法が行われることが多く，近年では分子標的治療薬を用いた化学療法レジメンの報告もある[3-9]．標準治療を推奨することは困難であるが，エビデンスに基づき臨床的に有効性が期待できる治療法を提案することとした．現在，小腸癌に対する本邦の保険適用が認められている治療法は FOLFOX 療法に限られている注．ついで，2018 年 12 月に MSI-H または dMMR を有する固形腫瘍に対するペムブロリズマブが本邦で承認された．今後，十二指腸癌に対して遺伝子発現解析などに基づいた治療の開発が期待される．

注：oxaliplatin においては，添付文書上，承認されているのは切除不能小腸癌に対する A 法のみである．（A 法：他の抗悪性腫瘍剤との併用において，85 mg/m^2 を投与し，少なくとも 13 日間休薬する）

● 参考文献

［1］ NCCN Clinical Practice Guidelines in Oncology Small Bowel Adenocarcinoma NCCN Guidelines. https://www.nccn.org/professionals/physician_gls/pdf/small_bowel.pdf

［2］ Kitahara H, Honma Y, Ueno M, et al. Randomized phase Ⅲ trial of post-operative chemotherapy for patients with stage Ⅰ/Ⅱ/Ⅲ small bowel adenocarcinoma（JCOG1502C, J-BALLAD）. Jpn J Clin Oncol. 2019；49：287-290.

［3］ Jordan K, Kellner O, Kegel T, et al. Phase Ⅱ trial of capecitabine/irinotecan and capecitabine/oxaliplatin in advanced gastrointestinal cancers. Clin Colorectal Cancer. 2004；4：46-50.

［4］ Gibson MK, Holcroft CA, Kvols LK, et al. Phase Ⅱ study of 5-fluorouracil, doxorubicin, and mitomycin C for metastatic small bowel adenocarcinoma. Oncologist. 2005；10：132-137.

［5］ Overman MJ, Varadhachary GR, Kopetz S, et al. Phase Ⅱ study of capecitabine and oxaliplatin for advanced adenocarcinoma of the small bowel and ampulla of Vater. J Clin Oncol. 2009；27：2598-2603.

［6］ McWilliams RR, Foster NR, Mahoney MR, et al. North Central Cancer Treatment Group N0543（Alliance）：a phase 2 trial of pharmacogenetic-based dosing of irinotecan, oxaliplatin, and capecitabine as first-line therapy for patients with advanced small bowel adenocarcinoma. Cancer［Internet］. 2017；123：3494-3501.

［7］ Gulhati P, Raghav K, Shroff RT, et al. Bevacizumab combined with capecitabine and oxaliplatin in patients with advanced adenocarcinoma of the small bowel or ampulla of vater：a single-center, open-label, phase 2 study. Cancer. 2017；123：1011-1017.

［8］ Xiang XJ, Liu YW, Zhang L, et al. A phase Ⅱ study of modified FOLFOX as first-line chemotherapy in advanced small bowel adenocarcinoma. Anticancer Drugs. 2012；23：561-566.

［9］ Horimatsu T, Nakayama N, Moriwaki T, et al. A phase Ⅱ study of 5-fluorouracil/L-leucovorin/oxaliplatin（mFOLFOX6）in Japanese patients with metastatic or unresectable small bowel adenocarcinoma. Int J Clin Oncol. 2017；22：905-912.

診断・治療
アルゴリズム

診断アルゴリズム

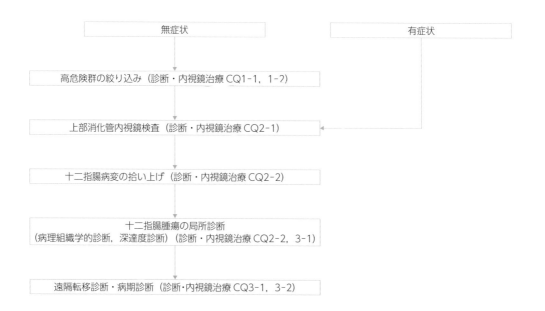

※備考

進展度，UICC TNM 分類（UICC 第 8 版　小腸癌　準拠）

進展度	TNM 分類
上皮内	Tis
限局	T1a（粘膜固有層/粘膜筋板），T1b（粘膜下層） T2（固有筋層） T3（漿膜下層/筋層周囲組織への浸潤）
領域リンパ節転移	N1-2
隣接臓器浸潤	T4（臓側腹膜を貫通/多臓器・構造へ浸潤）
遠隔転移	M1

（TNM 悪性腫瘍の分類，第 8 版，金原出版，2017 より作成）

治療アルゴリズム

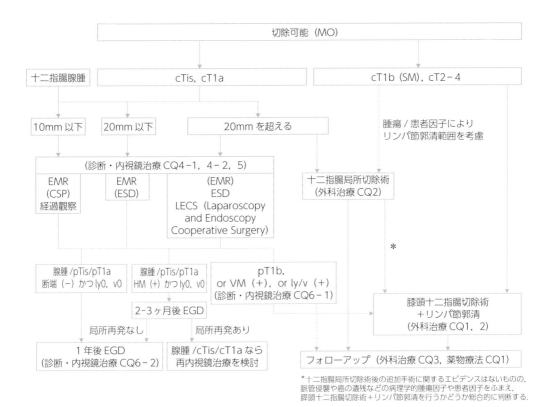

切除可能（M0）

十二指腸腺腫

cTis, cT1a

cT1b（SM），cT2-4

10mm 以下

20mm 以下

20mm を超える

腫瘍 / 患者因子により
リンパ節郭清範囲を考慮

（診断・内視鏡治療 CQ4-1，4-2，5）

EMR
(CSP)
経過観察

EMR
(ESD)

(EMR)
ESD
LECS (Laparoscopy
and Endoscopy
Cooperative Surgery)

十二指腸局所切除術
（外科治療 CQ2）

腺腫 /pTis/pT1a
断端（-）かつ ly0, v0

腺腫 /pTis/pT1a
HM (+) かつ ly0, v0

pT1b,
or VM (+), or ly/v (+)
（診断・内視鏡治療 CQ6-1）

＊

2-3ヶ月後 EGD

膵頭十二指腸切除術
＋リンパ節郭清
（外科治療 CQ1，2）

局所再発なし

局所再発あり

1 年後 EGD
（診断・内視鏡治療 CQ6-2）

腺腫 /cTis/cT1a なら
再内視鏡治療を検討

フォローアップ（外科治療 CQ3，薬物療法 CQ1）

＊十二指腸局所切除術後の追加手術に関するエビデンスはないものの，
脈管侵襲や癌の遺残などの病理学的腫瘍因子や患者因子をふまえ，
膵頭十二指腸切除術＋リンパ節郭清を行うかどうか総合的に判断する.

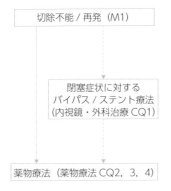

切除不能 / 再発（M1）

閉塞症状に対する
バイパス / ステント療法
（内視鏡・外科治療 CQ1）

薬物療法（薬物療法 CQ2，3，4）

各論

十二指腸癌の疫学について

CQ1-1

診断・内視鏡治療

▼ ステートメント

人口 100 万人あたり北米では 3.0-3.7 人，欧米では 2.9-4.3 人と報告され緩徐な増加傾向がみられる．本邦の全国がん登録データによると 2016 年に診断された十二指腸癌は 3,005 人であり，粗率としては人口 100 万人あたり 23.7 人と欧米と比較して高い（総人口を 1 億 2,693 万 3 千人として計算）．発症年齢は 60-70 歳台で，やや男性に多い．欧米では診断時に局所にとどまるものが全体の 10-22％と報告されるが，本邦の 2016 年データでは局所にとどまるものが 56％であり，その約半数に内視鏡的治療がなされていた．

Background Question のため推奨無し

解説　十二指腸癌の高危険群の把握のため，まず疫学に関する文献検索を行った．PubMed：248 編，Cochrane：0 編，医中誌：33 編が抽出され，1 次スクリーニング，2 次スクリーニングを経て，5 編が抽出され定性的システマティックレビューを行った．また，本邦における十二指腸癌の現状把握のため，2016 年の全国がん登録データより十二指腸癌症例を抽出し，解析を行った．

罹患率

罹患率はそれぞれの地域や時代などによって影響を受けるため正確な比較は困難であるが，人口 100 万人あたり北米では 3.0-3.7 人[1,2]，欧州では 2.9-4.3 人[3-5] と報告されている．本邦の全国がん登録データによると 2016 年に診断された十二指腸癌は 3,005 人であり，粗率としては人口 100 万人あたり 23.7 人と欧米と比較して高くなっている（総人口を 1 億 2,693 万 3 千人として計算）[6]．

年次推移

北米，欧州からの報告ではいずれも十二指腸癌は増加傾向である．北米では 1973 年から 2005 年にかけて人口 100 万人あたり 1.5 人から 4.1 人，オランダでは 1999 年から 2013 年にかけて 2.7 人から 4.3 人[4]，スウェーデンでは 2005 年から 2009 年にかけて 0.7 人から 4.2 人[5] に上昇している．また，スウェーデンでは男女ともに増加傾向がみられる．

十二指腸癌の現況

欧州からの報告によると，ほぼ男女差はないようであるが[3,5]，本邦のがん登録データでは男性が女性の 1.5 倍ほど多い傾向がみられた．年齢は 60 代から 70 代に好発し，年齢層の約 55％を占めると報告されているが[4]，本邦では平均年齢は 68.7 歳（男性 67.9 歳，女性 70.0 歳）であった．また，年齢が上がるにつれ罹患率は高くなる[1,3]．また，

発見時に十二指腸局所にとどまるものは全体の約 10-22% [1,3] と報告されているが，本邦では十二指腸局所にとどまるものが 56.4%，領域リンパ節転移を伴うものが 5.6%，遠隔転移を伴うものが 15.8%，周囲臓器への浸潤を伴うものが 8.6%，不明が 13.6% であった．また，十二指腸局所にとどまる腫瘍のうち約 48.0% が内視鏡的治療を選択していた [6]．

● 参考文献

[1] Qubaiah O, Devesa S, Platz C, et al. Small intestinal cancer: a population-based study of incidence and survival patterns in the United States, 1992 to 2006. Cancer Epidemiology, Biomarkers Prev. 2010; 19: 1908-1918.

[2] Schottenfeld D, Beebe Dimmer J, Vigneau F. The epidemiology and pathogenesis of neoplasia in the small intestine. Ann Epidemiol. 2009; 19: 58-69.

[3] Bojesen R, Andersson M, Riis L, et al. Incidence of, phenotypes of and survival from small bowel cancer in Denmark, 1994-2010: a population-based study. J Gastroenterol. 2016; 51: 891-899.

[4] Legué L, Bernards N, Gerritse S, et al. Trends in incidence, treatment and survival of small bowel adenocarcinomas between 1999 and 2013: a population-based study in The Netherlands. Acta Oncol. 2016; 55: 1183-1189.

[5] Lu Y, Fröbom R, Lagergren J. Incidence patterns of small bowel cancer in a population-based study in Sweden: increase in duodenal adenocarcinoma. Cancer Epidemiol. 2012; 36: e158-e163.

[6] Yoshida M, Yabuuchi Y, Kakushima M, et al. The incidence of non-ampullary duodenal cancer in Japan: the first analysis of a national cancer registry. J Gastroenterol Hepatol. 2021; 36: 1216-1221.

十二指腸癌のリスクは何か？

▼ ステートメント

　非乳頭部十二指腸癌のリスク因子として，家族性大腸腺腫症（FAP）以外のリスクは明らかでない．

Background Question のため推奨無し

解説　　PubMed：823編，医中誌：348編，Cochrane：25編より1次，2次スクリーニングを経て，合計9編の論文[1-9]が抽出され，定性的システマティックレビューを行った．

　十二指腸癌のリスク因子の検討について，コホート研究は2編あり，Schatzkinら[1]の報告では十二指腸癌発生と食物繊維（RR：0.68，95％CI：0.39-1.19），穀物（RR：0.78，95％CI：0.31-1.42），果実（RR：0.75，95％CI：0.43-1.30），野菜（RR：0.87，95％CI：0.64-1.20），豆類（RR：0.72，95％CI：0.48-1.08），全粒粉（RR：1.04，95％CI：0.52-2.09）の摂取量との関係を調査しているが，リスク因子となるものは同定されなかった．また，Bjørgeら[2]の報告では男女別にbody mass index（BMI）と身長の十二指腸癌発生について検討しているが，統計学的に有意なリスク因子は抽出されなかった．

　症例対照研究は本邦から2編あり，Kakushimaら[3]は十二指腸癌と喫煙（OR：2.71，95％CI：1.96-3.73），飲酒（OR：0.82，95％CI：0.63-1.05），大腸癌の既往（OR：3.74，95％CI：1.74-7.99），Helicobacter pylori 感染（OR：1.84，95％CI：1.28-2.63），胃粘膜萎縮（OR：0.63，95％CI：0.66-1.45），良性胆嚢疾患（OR：0.74，95％CI：0.57-0.96）の関係を検討し，喫煙，大腸癌の既往，Helicobacter pylori 感染が正のリスク因子，胆嚢疾患の既往が負のリスク因子であると報告している．一方，Matsuzakiら[4]はBarrett食道（OR：9.05，95％CI：1.65-49.5），胃底腺ポリープ（OR：4.68，95％CI：1.44-15.2）が十二指腸癌のリスク因子であると報告している．

　上記4編の研究に共通するリスク因子はなく，バイアスリスクの少ない一般集団での大規模な研究は不十分と言わざるを得ないが，Neugutら[5]による十二指腸癌を含む小腸癌のシステマティックレビューでは喫煙，飲酒や種々の疾患（FAP，Crohn病，胆嚢摘出術，消化性潰瘍，嚢胞性線維症など）との関連を報告しており，これらを含めて十二指腸癌発生のリスク因子を解明していく必要がある．

　一方，一般集団と比較して，FAP患者の十二指腸癌のリスク比は330.8（95％CI：132.7-681.5）であり[6]，十二指腸癌（乳頭部癌も含む）の累積発生率は50歳時点で7.7％（95％CI：3.5-16.5）[7]，生涯リスクとして18％（95％CI：8-28）[8]と報告されている．

　FAP患者において，十二指腸腺腫の存在（RR：13.2，95％CI：1.6-107.2）は十二指腸癌のリスク因子となる[7]．FAP患者では十二指腸腺腫の臨床病理学的分類としてSpigelman の分類が用いられる．後ろ向きコホート研究[8]では，初回内視鏡検査での

Spigelman 病期Ⅳ（RR：6.4，95％CI：2.7-15.2）が十二指腸癌のリスク因子と報告されている．また，別の症例対照研究[9]でも，Spigelman 病期Ⅳ（OR：4.9，95％CI：1.6-15.1）がリスク因子であり，Spigelman の分類を構成する因子の中でも，High grade dysplasia（OR：6.7，95％CI：1.7-26.5）および最大径＞10 mm（OR：3.7，95％CI：1.1-12.1）が関連すると報告している．この研究では，十二指腸非乳頭部癌に絞った検討においても同様に Spigelman 病期Ⅳ（OR：10.7，95％CI：2.0-74.2）がリスク因子で，その構成因子の中でも，High grade dysplasia（OR：12.1，95％CI：1.8-81.0）および最大径＞10 mm（OR：8.8，95％CI：1.1-407.2）が関連する因子と報告している．

● 参考文献

［1］ Schatzkin A, Park Y, Leitzmann M, et al. Prospective study of dietary fiber, whole grain foods, and small intestinal cancer. Gastroenterology. 2008；135：1163-1167.

［2］ Bjørge T, Tretli S, Engeland A. Height and body mass index in relation to cancer of the small intestine in two million Norwegian men and women. Br J Cancer. 2005；93：807-810.

［3］ Kakushima N, Ono H, Yoshida M, et al. Characteristics and risk factors for sporadic non-ampullary duodenal adenocarcinoma. Scand J Gastroenterol. 2017；52：1253-1257.

［4］ Matsuzaki J, Suzuki H, Shimoda M, et al. Clinical and endoscopic findings to assist the early detection of duodenal adenoma and adenocarcinoma. United European Gastroenterol J. 2019；7：250-260.

［5］ Neugut AI, Jacobson JS, Suh S, et al. The epidemiology of cancer of the small bowel. Cancer Epidemiol Biomarkers Prev. 1998；7：243-251.

［6］ Offerhaus GJ, Giardiello FM, Krush AJ, et al. The risk of upper gastrointestinal cancer in familial adenomatous polyposis. Gastroenterology. 1992；102：1980-1982.

［7］ Yamaguchi T, Ishida H, Ueno H, et al. Upper gastrointestinal tumours in Japanese familial adenomatous polyposis patients. Jpn J Clin Oncol. 2016；46：310-315.

［8］ Bulow S, Christensen IJ, Hojen H, et al. Duodenal surveillance improves the prognosis after duodenal cancer in familial adenomatous polyposis. Colorectal Dis. 2012；14：947-952.

［9］ Thiruvengadam SS, Lopez R, O'Malley M, et al. Spigelman stage Ⅳ duodenal polyposis does not precede most duodenal cancer cases in patients with familial adenomatous polyposis. Gastrointest Endosc. 2019；89：345-354.e2.

診断・内視鏡治療

CQ2-1 　十二指腸腺腫は治療対象か？

▼ ステートメント

非乳頭部十二指腸腺腫に治療を行うことを弱く推奨する.

推奨度：行うことを弱く推奨する　合意率：100%（23/23）　エビデンスの強さ：C

解説　　十二指腸腺腫は孤発性と家族性に分けられ，大腸腺腫と同様にadenoma-carcinoma sequence は想定されている[1]. 家族性としては，Familial adenomatous polyposis（FAP）の頻度が高いが，それに伴う十二指腸腺腫に対しては通常Spigelman分類が用いられており，腫瘍の数，大きさ，組織型，異型度によるスコアリングで治療適応が判断されている[2]. 一方，孤発性（sporadic）の十二指腸腺腫に対する治療適応については明らかにされていない. このCQでは孤発性の十二指腸腺腫を対象にして文献検索を行った.

PubMed：121編，医中誌：101編，Cochrane：8編が抽出され，1次スクリーニングでPubMed：28編，医中誌：4編，Cochrane：1編が抽出された. 2次スクリーニングでは，対象にSporadic孤発性の非乳頭部十二指腸腺腫と癌が含まれており，無治療で経過観察をされた症例を含むか，または治療前の生検組織診断と治療後の最終組織診断が記載されている5編を抽出し，定性的システマティックレビューを行った[3-7].

5編はすべて後ろ向き観察研究であった.

十二指腸腺腫に対して主として無治療で経過観察された報告は2編であった.

Okada らは孤発性の非乳頭部十二指腸腺腫46例（低異型度腺腫43例，高異型度腺腫3例）を6ヶ月以上（平均27.7ヶ月±16.9ヶ月）経過観察した結果を報告している. 低異型度腺腫43例中9例（20.9%）が高異型度腺腫に進行し，高異型度腺腫3例中1例（33.3%）が癌に進行した. これらの組織異型度の増加について多変量解析を行うと，初回の組織が高異型度腺腫（OR：11.07），初回の腫瘍径20mm以上（OR：8.9）が組織の進行を示す独立した因子であった[3].

Cassani らは，FAP症例（98例）と孤発症例（54例）に発生した非乳頭部十二指腸腺腫をそれぞれ平均4.1年，1.6年の経過観察を行った. 組織異型度が増加した症例の割合は，FAP 17例（17.3%），孤発6例（11.1%）で有意差はなかったが，（p＝0.35），孤発症例もFAP症例と同様に経過観察にて組織異型度が増加することが示された[4].

他の3編は主に治療前の生検診断と治療後の組織診断を比較検討したものである. Kakushima らは，56例の検討で20例（36%）が治療前よりも治療後の組織診断にて異型度が増しており，この20例中11例が高異型度腺腫から癌への進行であったことから，生検で高異型度腺腫の場合は治療を推奨している[5].

Kinoshita らの報告では，単施設における95例（腺腫71例，癌24例）の検討で，治療前の生検で腺腫と診断された74例中15例（20.3%）が治療後に癌と診断されており，生検診断の感度，特異度，正診率はそれぞれ37.5%，83.1%，71.6%であった[6].

　Goda らの報告では，多施設における 324 例（低異型度腺腫 89 例，高異型度腺腫/癌 235 例）の検討で，治療前の生検で低異型度腺腫と診断された 182 例中 99 例（54.4％）が高異型度腺腫/癌であり，生検診断の感度，特異度，正診率はそれぞれ 58％，93％，68％であった[7]．

　これら 3 編から生検を施行した症例のうち 20.3-54.4％で，治療後の組織診断で異型度が増していることが示された．

　今回の定性的システマティックレビューでは，5 編すべてが後ろ向きの研究ではあるため，根拠としては弱いが，非乳頭部十二指腸腺腫は孤発性であっても経過観察にて組織異型度が増加すること，また一定の割合で治療前の生検診断よりも治療後の組織診断は異型度が増加していることを考慮し，推奨文として「非乳頭部十二指腸腺腫に治療を行うことを弱く推奨する」とした．

● 参考文献

[1] Spigelman AD, Talbot IC, Penna C, et al. Evidence for adenoma-carcinoma sequence in the duodenum of patients with familial adenomatous polyposis. The Leeds Castle Polyposis Group (Upper Gastrointestinal Committee). J Clin Pathol. 1994；47：709-710.

[2] Spigelman AD, Williams CB, Talbot IC, et al. Upper gastrointestinal cancer in patients with familial adenomatous polyposis. Lancet. 1989；2：783-785.

[3] Okada K, Fujisaki J, Kasuga A, et al. Sporadic nonampullary duodenal adenoma in the natural history of duodenal cancer: a study of follow-up surveillance. Am J Gastroenterol. 2011；106：357-364.

[4] Cassani LS, Lanke G, Chen HC, et al. Comparison of nonampullary duodenal adenomas in patients with familial adenomatous polyposis versus patients with sporadic adenomas. Gastrointest Endosc. 2017；85：803-812.

[5] Kakushima N, Ono H, Takao T, et al. Method and timing of resection of superficial non-ampullary duodenal epithelial tumors. Dig Endosc. 2014；26 Suppl 2：35-40.

[6] Kinoshita S, Nishizawa T, Ochiai Y, et al. Accuracy of biopsy for the preoperative diagnosis of superficial nonampullary duodenal adenocarcinoma. Gastrointest Endosc. 2017；86：329-332.

[7] Goda K, Kikuchi D, Yamamoto Y, et al. Endoscopic diagnosis of superficial non-ampullary duodenal epithelial tumors in Japan: multicenter case series. Dig Endosc. 2014；26 Suppl 2：23-29.

診断・内視鏡治療
CQ2-2　十二指腸腫瘍における腺腫と癌の鑑別をどのように行うか？

▼ ステートメント

　腺腫と癌の鑑別には生検による組織診断が標準であるが，内視鏡治療を考慮する場合に，内視鏡診断で実施することを弱く推奨する．

推奨度：行うことを弱く推奨する　合意率：100%（22/22）　エビデンスの強さ：C

解説　十二指腸腫瘍における腺腫と癌の鑑別は，治療方針を決定する上で重要である．一般的には，消化管腫瘍に対する良性，悪性の鑑別には，治療前の生検による組織診断が標準である．近年では消化管腫瘍の治療前診断にデジタル画像強調法（Narrow Band Imaging；NBI 等）に拡大観察を組み合わせた内視鏡診断が広く行われており，十二指腸腫瘍においても生検診断に対する内視鏡診断の有用性が検討されているが，腺腫と癌の鑑別に推奨される診断法は明確になっていない．

　このCQでは，「十二指腸腫瘍における腺腫と癌の鑑別には何が推奨されるか？」について文献検索を行った．

　PubMed：207 編，医中誌：249 編，Cochrane：2 編が抽出され，1 次スクリーニングで PubMed：19 編，医中誌：20 編が抽出された．2 次スクリーニングでは，十二指腸腺腫と癌のみを対象として統計学的評価が行われている PubMed：7 編，医中誌：1 編の計 8 編を抽出し，定性的システマティックレビューを行った[1-8]．

　8 編はすべて本邦からの後ろ向き観察研究であった．

　2 編において治療前の生検診断による正診率が示された．1 編は単施設で内視鏡治療が行われた 95 例のケースシリーズで，最終組織診断に対する生検診断は感度 37.5%，特異度 83.1%，正診率 71.6%であり，感度は低いが特異度は高かった[1]．この報告では治療前に内視鏡的粘膜切除術（Endoscopic Mucosal Resection；EMR）の適応と判断された 61 例のうち 15 例（24.6%）が生検による線維化のため non-lifting sign を示し，内視鏡的粘膜下層剥離術（Endoscopic Submucosal Dissection；ESD）が必要となっており，内視鏡治療前の生検には注意すべきである．

　他の 1 編は多施設での外科治療と内視鏡治療が含まれた 396 例のケースシリーズで，最終組織診断に対する生検診断は感度 58%，特異度 93%，正診率 68%であった[2]．この報告では色素内視鏡や NBI を併用した拡大内視鏡（M-NBI）を含めた内視鏡診断では，感度 77%，特異度 72%，正診率 75%であり，感度，正診率は内視鏡診断が有意に高いが（$p < 0.01, p = 0.03$），特異度は生検診断が有意に高かった（$p < 0.01$）．これらの報告から生検診断の正診率は 68-71.6%であった．

　以下の 6 編は内視鏡治療した病変に対する治療前の内視鏡診断と最終組織診断を比較した研究である．

　Kakushima らは，白色光とインジゴカルミン散布による内視鏡診断の Scoring system

を報告している．低異型度腺腫と高異型度腺腫以上の病変 150 例を腫瘍径，色調，肉眼型，表面の結節性状で Scoring し，3 点以上の病変を高異型度腺腫以上と診断した場合，感度 88%，特異度 79%，正診率 86% であった[3]．

その他の 5 編はすべて M-NBI を用いた内視鏡診断の検討である[4-8]．Yoshimura らの報告では，24 例（腺腫 17 例，癌 7 例）において M-NBI にて obscure mucosal pattern または fine network vascular pattern を認めた場合は，それぞれ有意（p＝0.024, 0.001）に高異型度腺腫以上の病変であり[4]，また Kikuchi らの報告では，46 例（低異型度腺腫 10 例，高異型度腺腫以上 36 例）において，表面微細構造が単一ではない mixed type か，表面微細構造が単一な mono type であっても表面微細血管が unclassified pattern を示す場合，全例が高異型度腺腫以上であった[5]．

以下 3 編では M-NBI での低異型度腺腫と高異型度腺腫以上の鑑別について，診断基準は異なるが，それぞれ感度，特異度，正診率が示されている．

辻らの報告では 27 例（低異型度腺腫 19 例，高異型度腺腫以上 8 例）の検討で，胃癌における VS classification system を用いると，感度 100%，特異度 78.9%，正診率 85.2% であった[6]．Mizumoto らの報告では 103 例（低異型度腺腫 73 例，高異型度腺腫以上 30 例）の検討で，大腸での広島分類（type B or type C）を用いると，高異型度腺腫以上は有意（p＜0.01）に type C を示し，感度 83%，特異度 89%，正診率 87% であった[7]．Kakushima らの報告では，103 例（低異型度腺腫 13 例，高異型度腺腫以上 90 例）の検討で，4 つの M-NBI パターンを分類し，2 つ以上のパターンの混在または disappeared-irregular pattern を示す病変を，高異型度腺腫以上と診断するアルゴリズムを作成し，それを用いて 53 例（低異型度腺腫 15 例，高異型度腺腫以上 38 例）を 3 名のエキスパート内視鏡医が診断すると，感度 76%，特異度 63%，正診率 72% で，interobserver agreement は moderate（Kappa 0.59）であった[8]．これらの報告から M-NBI を含む内視鏡診断の正診率は 72-87% であった．

今回の定性的システマティックレビューでは，十二指腸腫瘍における腺腫と癌の鑑別において，生検診断は特異度が高く，他の消化管腫瘍と同様に標準的な診断法である．しかしながら，後ろ向きの研究ではあるが M-NBI を含めた内視鏡診断の正診率も生検診断と同等以上であることが複数の研究で示されており，生検による病変の線維化の影響も含め，内視鏡治療を考慮する場合には内視鏡での診断も弱く推奨できるため，推奨文として「腺腫と癌の鑑別には生検による組織診断が標準であるが，内視鏡治療を考慮する場合に，内視鏡診断で実施することを弱く推奨する」とした．

● 参考文献

［1］ Kinoshita S, Nishizawa T, Ochiai Y, et al. Accuracy of biopsy for the preoperative diagnosis of superficial nonampullary duodenal adenocarcinoma. Gastrointest Endosc. 2017；86：329-332.

［2］ Goda K, Kikuchi D, Yamamoto Y, et al. Endoscopic diagnosis of superficial non-ampullary duodenal epithelial tumors in Japan：multicenter case series. Dig Endosc. 2014；26 Suppl 2：23-29.

［3］ Kakushima N, Yoshida M, Iwai T, et al. A simple endoscopic scoring system to differentiate between duodenal adenoma and carcinoma. Endosc Int Open. 2017；5：E763-E768.

［4］ Yoshimura N, Goda K, Tajiri H, et al. Endoscopic features of nonampullary duodenal tumors with narrow-band imaging. Hepatogastroenterology. 2010；57：462-467.

［5］ Kikuchi D, Hoteya S, Iizuka T, et al. Diagnostic algorithm of magnifying endoscopy with narrow band imaging for superficial non-ampullary duodenal epithelial tumors. Dig Endosc. 2014 ; 26 Suppl 2 : 16-22.

［6］ 辻重継，土山寿志，辻国広，他.【十二指腸の上皮性腫瘍】生検未施行の十二指腸上皮性腫瘍に対する NBI 併用拡大内視鏡の有用性. 胃と腸. 2016 ; 51 : 1554-1565.

［7］ Mizumoto T, Sanomura Y, Tanaka S, et al. Clinical usefulness of magnifying endoscopy for non-ampullary duodenal tumors. Endosc Int Open. 2017 ; 5 : E297-E302.

［8］ Kakushima N, Yoshida M, Yamaguchi Y, et al. Magnified endoscopy with narrow-band imaging for the differential diagnosis of superficial non-ampullary duodenal epithelial tumors. Scand J Gastroenterol. 2019 ; 54 : 128-134.

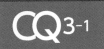

診断・内視鏡治療

CQ3-1　粘膜内癌と粘膜下層癌の鑑別には何が推奨されるか？

▼ ステートメント

内視鏡を用いた肉眼型や色調で評価することを弱く推奨する.

推奨度：行うことを弱く推奨する　合意率：100%（24/24）　エビデンスの強さ：C

解説

　十二指腸癌の病期診断には深達度を正しく評価することが重要と考えたため，粘膜内（M）癌と粘膜下層（SM）癌の鑑別という CQ に対して文献検索を行った. PubMed：327 編，医中誌：235 編，Cochrane：3 編が抽出され，その中から 1 次スクリーニングで 8 編が抽出された. 2 次スクリーニングにおいて，CQ の趣旨に添い，十二指腸非乳頭部癌 5 例以上を含む 3 編を抽出し，システマティックレビューを行った[1-3]. 3 編はいずれも症例集積であった.

　郷田らは多施設アンケート調査から SNADET 396 病変を集計し検討を行った. その中で SM 癌は 10 病変あり，全病変が発赤を伴い，丈の高い隆起あるいは陥凹を伴う隆起を認めた. Ⅰ型または陥凹を有する隆起型に SM 癌が多い傾向があった. また，術前内視鏡検査で SM 癌を予測できたものは 5 病変のみで，そのうち 4 病変は EUS で SM 浸潤疑いと術前診断されていた. また SM 癌で腫瘍径は大きい傾向にあったと報告されている[1,3].

　長谷らは SNADET を 118 病変集積し，そのうち SM 癌は 48 病変であった. 内視鏡的肉眼型に分けて深達度評価をしており Ⅰp, Ⅱa 型は高率で M 癌であったのに対して，Ⅱa＋Ⅱc 型は 80% の症例で SM 癌であったと報告している. その他の肉眼型別の SM 癌比率は Ⅰsp 型, Ⅰs 型, Ⅱc 型でそれぞれ 48%, 64%, 62% であったと述べている. SM 浸潤を認めなかった肉眼型の特徴として，20 mm 以下の Ⅰp, 5 mm 以下の Ⅰs, 10 mm 以下の Ⅱa, 大きさを問わず結節集簇型 Ⅱa を挙げている[2].

　3 編はいずれも後ろ向き研究である症例報告であり，すべて本邦より報告されている. 今回のシステマティックレビューでは，RCT などの質の高い研究は認めず後ろ向きの蓄積された症例報告のみであった. 内視鏡を用いた肉眼型や色調が M と SM の鑑別には重要であり，EUS に関しては SM 浸潤を指摘し得た症例も数例報告されていることから，参考所見となりうる可能性がある. 拡大内視鏡診断に関しても EUS と合わせて今後の症例集積が望まれる.

　以上から，推奨文は十二指腸癌の病期診断のうち M 癌と SM 癌の鑑別には内視鏡を用いた肉眼型や色調で評価することを弱く推奨するとした.

● **参考文献**

[1]　郷田憲一, 土橋昭, 原裕子, 他.【十二指腸腫瘍性病変に対する診療の進歩】十二指腸非乳頭部　腺腫・粘膜内癌・浸潤癌の鑑別を中心に. 臨消内科. 2014：29：1587-1595.（解説/特集）

［2］ 長谷康二，竹腰隆男，馬場保昌，他．早期十二指腸癌の実態と内視鏡的治療の適応の検討　文献報告例の分析を基に．消内視鏡．1993；5：969-976.(原著論文)

［3］ 郷田憲一，土橋昭，原裕子，他．【十二指腸の上皮性腫瘍】内視鏡所見からみた診断手順と治療適応　非乳頭部十二指腸上皮性腫瘍．胃と腸．2016；51：1575-1584.(解説/特集)

CQ3-2　遠隔転移診断に何が推奨されるか？

▼ **ステートメント**

造影 CT 検査を含めた画像診断を行うことを弱く推奨する.

推奨度：行うことを弱く推奨する　合意率：100％（23/23）　エビデンスの強さ：C

解説　　十二指腸癌の発見頻度が高まっているが, 一般的に予後不良といわれている. 発見時には進行していることが多く早期発見が重要ということは明白であるが, 診断時に適切な治療を行うことも同様に重要と考える. 予後不良因子であるリンパ節転移を含めた遠隔転移を治療前に診断することで, 適切な治療を行うことができると考える. 今回「遠隔転移診断には何を用いる」という CQ のために文献検索を行った.

　その結果 PubMed：502 編, 医中誌：271 編, Cochrane：3 編が抽出され, その中から 1 次スクリーニングで 9 編が抽出された. 2 次スクリーニングにおいて, CQ の趣旨に添った 1 編を抽出しシステマティックレビューを行った. 抽出された論文は, 前向き研究のような質の高い論文ではなく, 後ろ向きの蓄積された症例報告 1 編であった[1].

　従来より, CT 検査は原発巣の壁内壁外進展, 血管浸潤, 十二指腸周囲脂肪組織浸潤, 隣接臓器浸潤, リンパ節, 他臓器転移を評価することができると報告されている. 抽出された論文でも造影スタディーを含めた CT 検査は他臓器転移, 血管浸潤, 隣接臓器への浸潤を評価でき, 根治切除可能かどうかの判定に有用であると結論づけられている. 十二指腸癌に対する PET 検査や MRI 検査に関して述べた報告は認められず, CT 検査と併せて今後の症例集積が望まれるが, 遠隔転移診断においてこれらの画像検査を用いることは有効であると考える. 以上から, 遠隔転移診断には造影 CT 検査を含めた画像診断を行うことを弱く推奨するとした.

● **参考文献**

［1］ Kazerooni EA, Quint LE, Francis IR. Duodenal neoplasms: predictive value of CT for determining malignancy and tumor resectability. AJR Am J Roentgenol. 1992；159：303-309. Journal Article

診断・内視鏡治療

CQ4-1 十二指腸腫瘍に対する各種内視鏡治療の適応基準は何か？

▼ ステートメント

Polypectomy, EMR, ESD, LECS などが行われているものの，各種治療法の適応基準は明らかではない．

Background Question のため推奨無し

解説　本CQに対して系統的な文献検索を行った結果，PubMed：376編，Cochrane：4編，医中誌：335編が抽出された．その中で，表在性非乳頭部十二指腸上皮性腫瘍（SNADET）に対してEMR（cap-EMR，ポリペクトミーを含む），ESD，コールドポリペクトミー（CP：CFP，CSPを含む），Under water-EMR（UEMR），LECS，APCなどの内視鏡治療を行い，その治療成績を治療法ごとに症例数30例以上で検討できる文献を1次スクリーニングの採用基準とした．家族性大腸腺腫症（FAP）への治療成績は除外とした．1次スクリーニングとして30編の論文が抽出された．NEN，SMTが症例に入っている論文はそれらを除いたSNADETの症例数が30例以上で治療成績を検討できるものは採用とし，SNADETのデータを抽出できない論文は不採用とした．同じ研究グループからの論文については最も症例数が多い報告を採用とした．上記基準で論文全文リーディングによる2次スクリーニングを行ったところ，15編（和文：2編，英文：13編）の論文が抽出された．これらを対象に定性的システマティックレビューを行った．

SNADETへの内視鏡治療に関する日本国内13施設のアンケート調査の論文がある[1]．国内の論文で最大の1,397例の症例数であるが，対象病変にカルチノイド95例とBrunner腺腫/過形成33例が含まれており，SNADET単独での治療成績評価はできなかった．治療ごとの成績は一括切除率/R0切除率がそれぞれ，EMR（79％/59％），ESD（91％/75％），CP＋UEMR（80％/44％），LECS（89％/74％）であった．それぞれの治療の病変径や適応病変の記載は認めず，治療成績を比較するのは困難であった．

SNADETの内視鏡治療に関するRCTは存在せず，多くの報告が後ろ向きな観察研究であった．前向き研究は3例のみであった．EMRについて10編（国内データ5編，海外データ5編），ESDについて4編（国内データのみ）の論文を認めた．EMRとESDどちらのデータも採用された論文は2編あった．国内と海外の報告では，内視鏡治療の実情がかなり異なるため，EMRについては国内データと海外データを分けて記載することとした．EMRの国内データは腫瘍径9-12 mm，一括切除率66-95.2％，R0切除率37-82.2％であった．再発率は1.5-3.6％と良好な成績であった[2-6]．EMRの海外データは腫瘍径19-25 mm，一括切除率20-53％であった．再発率は9.5-30.8％であった[7-11]．海外では腫瘍径が大きいものでもEMRによる治療が選択されており，分割EMRも多く行われていることから，国内・海外の治療成績が異なると考えられた．ESDの報告はすべて国内データであり，腫瘍径13.7-27.4 mm，一括切除率98.3-100％，R0切除率85.1-

90%と EMR と比較して大きい腫瘍に対して治療が行われ，高い一括切除率・R0 切除率が報告されていた．再発率は 0%であった[4,5,12,13]．しかし，偶発症発生率については ESD の方が高く，EMR・ESD の治療選択基準については，各施設の内視鏡治療の実情に合わせて治療が選択されているのが現状であり，統一的な判断基準を作成するのは難しいと考えられた．CP，UEMR については国内からの前向き観察研究をそれぞれ 1 編ずつ認めた．CP は 6 mm 以下の腺腫に限定して治療が行われ，腫瘍径 3.8 mm，一括切除率 92.3%，R0 切除率 58.8%であった[14]．UEMR は 20 mm 以下の腺腫に限定して治療が行われ，腫瘍径 12 mm，一括切除率 87%，R0 切除率 61%であった[15]．どちらも前向き試験で長期的な予後は不明であるものの，穿孔・出血が 1 例もなく偶発症が少ない治療として腫瘍径の小さい病変に対して有効な治療である可能性が示唆された．LECS，APC については症例数 30 例以上の観察研究は存在しなかった．

● 参考文献

[1] 小野裕之，貝瀬満，野中哲，他．十二指腸非乳頭部腫瘍に対する内視鏡治療と偶発症の現状．胃と腸．2016；51：1585-1592.

[2] 野中哲，小田一郎，阿部清一郎，他．十二指腸腫瘍に対する内視鏡切除の治療成績　非乳頭部の腺腫・がんにおいて．Prog Dig Endosc．2015；87：53-57.

[3] 竹内眞美，福澤誠克，河合隆，他．非乳頭部十二指腸腫瘍に対する内視鏡治療成績．東京医科大学雑誌．2016；74：44-53.

[4] Hoteya S, Furuhata T, Takahito T, et al. Endoscopic submucosal dissection and endoscopic mucosal resection for non-ampullary superficial duodenal tumor. Digestion. 2017；95：36-42.

[5] Yahagi N, Kato M, Ochiai Y, et al. Outcomes of endoscopic resection for superficial duodenal epithelial neoplasia. Gastrointest Endosc. 2018；88：676-682.

[6] Hara Y, Goda K, Dobashi A, et al. Short- and long-term outcomes of endoscopically treated superficial non-ampullary duodenal epithelial tumors. World J Gastroenterol. 2019；25：707-718.

[7] Lepilliez V, Chemaly M, Ponchon T, et al. Endoscopic resection of sporadic duodenal adenomas：an efficient technique with a substantial risk of delayed bleeding. Endoscopy. 2008；40：806-810.

[8] Klein A, Nayyar D, Bahin FF, et al. Endoscopic mucosal resection of large and giant lateral spreading lesions of the duodenum：success, adverse events, and long-term outcomes. Gastrointest Endosc. 2016；84：688-696.

[9] Singh A, Siddiqui UD, Konda VJ, et al. Safety and efficacy of EMR for sporadic, nonampullary duodenal adenomas：a single U. S. center experience（with video）. Gastrointest Endosc. 2016；84：700-708.

[10] Jamil LH, Kashani A, Peter N, et al. Safety and efficacy of cap-assisted EMR for sporadic nonampullary duodenal adenomas. Gastrointest Endosc. 2017；86：666-672.

[11] Tomizawa Y, Ginsberg GG. Clinical outcome of EMR of sporadic, nonampullary, duodenal adenomas：a 10-year retrospective. Gastrointest Endosc. 2018；87：1270-1278.

[12] Yamamoto Y, Yoshizawa N, Tomida H, et al. Therapeutic outcomes of endoscopic resection for superficial non-ampullary duodenal tumor. Dig Endosc. 2014；26 Suppl 2：50-56.

[13] Tashima T, Ohata K, Sakai E, et al. Efficacy of an over-the-scope clip for preventing adverse events after duodenal endoscopic submucosal dissection：a prospective interventional study. Endoscopy. 2018；50：487-496.

[14] Maruoka D, Matsumura T, Kasamatsu S, et al. Cold polypectomy for duodenal adenomas：a prospective clinical trial. Endoscopy. 2017；49：776-783.

[15] Yamasaki Y, Uedo N, Takeuchi Y, et al. Underwater endoscopic mucosal resection for superficial nonampullary duodenal adenomas. Endoscopy. 2018；50：154-158.

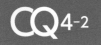

各種内視鏡治療の術者・施設要件は何か？

▼ ステートメント

　術者・施設要件は明らかではないが，ESD は手技に習熟した術者，施設による施行を弱く推奨する．

推奨度：行うことを弱く推奨する　合意率：100%（24/24）　エビデンスの強さ：C

解説　本 CQ に対して系統的に文献検索を行った結果，PubMed：252 編，Cochrane：26 編，医中誌：149 編が抽出された．その中で表在性非乳頭部十二指腸上皮性腫瘍(SNADET)に対して内視鏡治療（EMR，ESD，CSP，CFP，UEMR，LECS，EFTR，APC など）を施行し，その治療成績が症例数 50 例以上である文献を 1 次スクリーニングの採用基準とした．NEN や SMT に対する治療は可能な限り除外し，純粋に SNADET に対する治療を検討したが，例外として非 SNADET を 128 例含む 1,397 例を扱った多施設共同研究については文献の重要性を考慮し，採用とした[1]．同じ研究グループからの文献については症例数が最も多い文献を採用した．この基準にて 2 次スクリーニングを施行し 17 編（和文：1 編，英文：16 編）の文献が抽出された．うち 2 編がシステマティックレビュー論文であった．さらに海外からの報告の多くは治療内容や患者背景が本邦での治療と大きく異なることから，これら文献は対象外とした．最終的には 8 編（和文：1 編，英文：7 編）の文献が抽出され定性的システマティックレビューを行った．

　単施設での後ろ向きの観察研究が 5 編，単施設での前向き研究が 1 編，多施設でのアンケート集積文献が 1 編，システマティックレビューが 1 編であった．

　ESD の偶発症として消化管穿孔は 15.5-28.4%，後出血や術中のコントロール不良な出血は 5.2-14.8% であった[1-4,6-8]．いずれも術者はエキスパートが施行しており，high volume center からの報告であった．経年的に偶発症の発症率は減少傾向にあるものの，依然として他臓器への ESD と比較すると高く，中小規模施設からの報告が乏しい．LECS についてはまとまった症例数の報告はみられなかった．

　EMR の偶発症として消化管穿孔は 0.7-2.8%，後出血は 1.4-11.6% であった[1-6,8]．ESD と比較するとその偶発症発生率は低いが，緊急手術を要した症例も報告されており，術者要件として初学者による処置は避けるべきである．一方で施設要件として中小規模施設からの報告は乏しいが，それを制限するほどのエビデンスはないと判断した．

　CSP や CFP，UEMR などの偶発症は消化管穿孔を 0-3.4%，後出血率を 0-4.3% で認めている．その偶発症発生率は低く，比較的安全な処置が可能であるが，R0 切除率などからの議論も必要である[1,5]．CSP については多施設共同前向き研究が行われており，その結果が注目される．現時点では術者要件や施設要件を設定する根拠はみられないと判断される．

　今回の定性的システマティックレビューでは，RCT など質の高い研究はみられなかっ

た．いずれの報告も少数例での検討であるため今後の症例集積が望まれる．

● **参考文献**

［1］小野裕之，貝瀬満，野中哲，他．十二指腸非乳頭部腫瘍に対する内視鏡治療と偶発症の現状．胃と腸．2016；51：1585-1592.

［2］Pérez-Cuadrado-Robles E, Quénéhervé L, Margos W, et al. ESD versus EMR in non-ampullary superficial duodenal tumors: a systematic review and meta-analysis. EIO. 2018；06：E998-E1007.

［3］Yahagi N, Kato M, Ochiai Y, et al. Outcomes of endoscopic resection for superficial duodenal epithelial neoplasia. Gastrointest Endosc. 2018；88：676-682.

［4］Hoteya S, Furuhata T, Takahito T, et al. Endoscopic submucosal dissection and endoscopic mucosal resection for non-ampullary superficial duodenal tumor. Digestion. 2017；95：36-42.

［5］Yamasaki Y, Uedo N, Takeuchi Y, et al. Underwater endoscopic mucosal resection for superficial nonampullary duodenal adenomas. Endoscopy. 2018；50：154-158.

［6］Nonaka S, Oda I, Tada K, et al. Clinical outcome of endoscopic resection for nonampullary duodenal tumors. Endoscopy. 2015；47：129-135.

［7］Tashima T, Ohata K, Sakai E, et al. Efficacy of an over-the-scope clip for preventing adverse events after duodenal endoscopic submucosal dissection: a prospective interventional study. Endoscopy. 2018；50：487-496.

［8］Hara Y, Goda K, Dobashi A, et al. Short- and long-term outcomes of endoscopically treated superficial non-ampullary duodenal epithelial tumors. World J Gastroenterol. 2019；25：707-718.

診断・内視鏡治療

CQ5 表在性非乳頭部十二指腸上皮性腫瘍に対する内視鏡治療後の偶発症予防は推奨されるか？

▼ ステートメント

　十二指腸 EMR, ESD 施行時に粘膜縫縮や PGA シートによる創部の被覆を含めた偶発症の予防を行うことを弱く推奨する.

推奨度：行うことを弱く推奨する　合意率：100％（23/23）　エビデンスの強さ：C

解説　　表在性非乳頭部十二指腸上皮性腫瘍に対する EMR や ESD による内視鏡治療時においては, 術後潰瘍底に胆汁や膵液, 腸液が曝露することによって術後に穿孔や出血などの偶発症を引き起こすリスクが高いと報告されている[1-3]. 内視鏡治療時の偶発症予防として, 種々の方法が報告されているが, それらの有用性については明らかになっていない. そこで, 表在性非乳頭部十二指腸上皮性腫瘍に対する内視鏡治療時の偶発症予防が必要かという CQ に対して文献検索を行った. PubMed：83 編, Cochrane：4 編, 医中誌：111 編が抽出され, 1 次スクリーニング, 2 次スクリーニングを経て, 7 編の観察研究および症例集積が抽出された[4-10]. これら 7 編の報告から具体的な偶発症予防の方法とその成績について定性的システマティックレビューを行い, さらに対照との比較がなされていた 4 編を用いてその有効性について定量的システマティックレビューを行った[4-7].

　抽出された 7 編において偶発症予防の具体的な方法として, クリップ/糸付きクリップやエンドループ[4-7,9], Over-The-Scope Clip（OTSC）を用いた縫縮[8,9], あるいはポリグリコール酸（PGA）シートによる被覆[4,7], 腹腔鏡補助による漿膜側からの補強（いわゆる D-LECS）[10] が報告されていた. これらの偶発症予防を行った計 514 例の後出血率は 3.9％（95％CI：0.0-15.8）, 遅発性穿孔率は 1.8％（95％CI：0.0-4.0）であった[4-10]（表 1）.

　次いで, 対照との比較がなされていた 4 編について有効性を明らかにするために定量的システマティックレビューを行った. これらの報告では偶発症予防の方法として, 内視鏡的な粘膜縫縮あるいは PGA シートによる創部の被覆が行われていた. 偶発症として後出血および遅発性穿孔の発生率をアウトカムとした. 全体の偶発症発生率は縫縮を行った群で有意に低くリスク比は 0.19（95％CI：0.10-0.38, p＜0.01, I^2＝0％）であった. 偶発症の内容別に見てみると, 後出血は縫縮を行った群で有意に発生率が低くリスク比は 0.14（95％CI：0.06-0.33, p＜0.01, I^2＝0％）であった. 遅発性穿孔は縫縮を行った群でリスク比は 0.39（95％CI：0.12-1.32, p＝0.13, I^2＝0％）であった. 出版バイアスについては研究数が少ないため統計学的解析での評価は困難であった[11].

　過去の報告[1-3] では, 十二指腸 ESD 後の後出血の割合は 3.4-12％, 遅発性穿孔の発生割合は 1.0-14.3％と報告されているが, 今回のシステマティックレビューにおいては種々の偶発症予防を講じることで偶発症の発生が有意に減少していた. 今回抽出された報告はいずれも後ろ向きの研究で, RCT などの質の高い研究は見出せなかったが, 定量的システマティックレビューではそのリスクは約 84％減少するという結果であった. 一

表 1.　十二指腸内視鏡治療後の創部保護法と遅発性偶発症発生率

	方法	後出血（%）	遅発性穿孔（%）
Kato M [4]	クリップ/糸付きクリップ エンドループ，PGA シート	1.6	2.3
Hoteya S [5]	クリップ，エンドループ	3.9	0
Maruoka D [6]	クリップ	0	0
細谷和也 [7]	クリップ，PGA シート	3	4
Tashima T [8]	OTSC	6.3	2.1
Mori H [9]	クリップ，OTSC	15.8	0
Ichikawa D [10]	LECS	0	0

方で OTSC は 1 個 79,800 円，PGA シートではシート自体が 16,400 円，同時に使用するフィブリン糊が 34,017 円と高額であり，フィブリン糊については献血由来の血液製剤であり，血液感染症のリスクは低いながらもある．しかしながら十二指腸内視鏡治療後の偶発症はひとたび生じると非常に重篤であり，益と害のバランスからは遅発性偶発症の予防策を講じることは推奨されると考えた．

　以上より十二指腸 EMR，ESD 施行時に粘膜縫縮や PGA シートによる創部の被覆を含めた偶発症の予防を行うことを弱く推奨する．

● 参考文献

［1］ Jung JH, Choi KD, Ahn JY, et al. Endoscopic submucosal dissection for sessile, nonampullary duodenal adenomas. Endoscopy. 2013；45：133-135.

［2］ Nonaka S, Oda I, Tada K, et al. Clinical outcome of endoscopic resection for nonampullary duodenal tumors. Endoscopy. 2015；47：129-135.

［3］ Yahagi N, Kato M, Ochiai Y, et al. Outcomes of endoscopic resection for superficial duodenal epithelial neoplasia. Gastrointest Endosc. 2018；88：676-682.

［4］ Kato M, Ochiai Y, Fukuhara S, et al. Clinical impact of closure of the mucosal defect after duodenal endoscopic submucosal dissection. Gastrointest Endosc. 2019；89：87-93.

［5］ Hoteya S, Furuhata T, Takahito T, et al. Endoscopic submucosal dissection and endoscopic mucosal resection for non-ampullary superficial duodenal tumor. Digestion. 2017；95：36-42.

［6］ Maruoka D, Arai M, Kishimoto T, et al. Clinical outcomes of endoscopic resection for nonampullary duodenal high-grade dysplasia and intramucosal carcinoma. Endoscopy. 2013；45：138-141.

［7］ 細谷和也，滝沢耕平，角嶋直美，他．抗血栓薬服用者における非乳頭部十二指腸上皮性腫瘍に対する内視鏡的切除の考え方．消化器内視鏡．2018；30：1426-1433.

［8］ Tashima T, Ohata K, Sakai E, et al. Efficacy of an over-the-scope clip for preventing adverse events after duodenal endoscopic submucosal dissection：a prospective interventional study. Endoscopy. 2018；50：487-496.

［9］ Mori H, Ayaki M, Kobara H, et al. Suitable closure for post-duodenal endoscopic resection taking medical costs into consideration. World J Gastroenterol. 2015；21：5281-5286.

［10］ Ichikawa D, Komatsu S, Dohi O, et al. Laparoscopic and endoscopic co-operative surgery for non-ampullary duodenal tumor. World J Gastroenterol. 2016；22：10424-10431.

［11］ Tsutsumi K, Kato M, Kakushima N, et al；Japan Duodenal Cancer Guideline Committee. Efficacy of endoscopic preventive procedures to reduce delayed adverse events after endoscopic resection of superficial nonampullary duodenal epithelial tumors：a meta-analysis of observational comparative trials. Gastrointest Endosc. 2021；93：367-374. e3.

診断・内視鏡治療

CQ6-1　内視鏡治療後に外科的治療を行う推奨基準は何か？

▼ ステートメント

粘膜下層癌，脈管侵襲症例では追加手術を行うことを弱く推奨する．

推奨度：行うことを弱く推奨する　合意率：100％（23/23）　エビデンスの強さ：C

解説

　十二指腸表在性腫瘍に対する内視鏡治療後の追加手術の要否については明確な基準がないのが現状である．そこで，内視鏡治療後に追加手術を要する病変とはというCQに対して文献検索を行った．その結果，PubMed：420編，医中誌：87編，Cochrane：10編が抽出され，1次スクリーニング，2次スクリーニングを経て7編の観察研究および症例集積が抽出された．これら7編の報告から定性的システマティックレビューを行った[1-7]．

　7編のうち後ろ向き観察研究は6例，症例集積は1例であった．内視鏡治療は計626病変に対して，Polypectomy，EMR（EPMR），ESDが行われた．胃癌治療ガイドラインでは内視鏡治療の根治性は局所の切除度とリンパ節転移の可能性という2つの要素によって規定されると記載されており，本CQにおいては局所再発率とリンパ節転移の可能性という観点から追加切除を要する病変についての評価を行うこととした．

　内視鏡治療7編のシステマティックレビューにおいて，局所再発率は0-22.5％であった．粘膜下層（SM）浸潤10例のうち4例では速やかに追加手術が行われ，2例では局所再発を認め，残り4例では経過について言及されていなかった．また，分割切除率が高い報告では局所再発率が高い傾向が認められていた．以上よりSM浸潤癌，分割切除は局所再発のリスク因子と考えられた．しかし，粘膜内病変への分割切除後の局所再発例では再度の内視鏡治療でほとんどは治療可能であり，良好な長期予後を認めていることから，厳重な経過観察も検討され得ると考えた．

　7編のうち内視鏡治療後のリンパ節転移のリスクを言及した報告はなかった．そのため十二指腸表在性腫瘍のリンパ節転移の頻度について再度文献検索を行い，2000年以降に報告された5編について検討を行った[8-12]．SM癌27例中，リンパ節転移を認めたのは6例（22％）であった．脈管侵襲においてはいずれの報告でも言及がないか，すべて陰性であり評価は困難であった．しかし十二指腸腫瘍に対する手術症例のシステマティックレビューにおいて脈管侵襲は予後不良因子（ハザード比（HR）：2.18，95％CI：1.18-4.03）と報告されており，内視鏡治療においても脈管侵襲を認める症例では追加切除は検討すべきであると考える[13]．

　今回の定性的システマティックレビューでは，RCTなど質の高い研究は認めず，後ろ向き観察研究もしくは症例集積のみであった．SM癌では局所再発およびリンパ節転移のリスクが高いことから追加手術を推奨するとした．分割切除症例では局所再発率は高いものの，その後の内視鏡治療が有効で良好な予後を示すことから厳重な経過観察も検

討し得るとした．また，脈管侵襲については内視鏡治療後の報告が少なく断定はできないものの，外科治療症例から想定し，追加手術を推奨するとした．いずれも内視鏡治療後の報告は少数であるため今後の症例集積が望まれる．

● 参考文献

[1] Valerii G, Tringali A, Landi R, et al. Endoscopic mucosal resection of non-ampullary sporadic duodenal adenomas: a retrospective analysis with long-term follow-up. Scand J Gastroenterology. 2018 ; 53 : 490-494.

[2] Matsumoto S, Yoshida Y. Selection of appropriate endoscopic therapies for duodenal tumors: an open-label study, single-center experience. Int J Surg. 2014 ; 20 : 8624-8630.

[3] Hoteya S, Yahagi N, Iizuka T, et al. Endoscopic submucosal dissection for nonampullary large superficial adenocarcinoma/adenoma of the duodenum: feasibility and long-term outcomes. Endosc Int Open. 2013 ; 1 : E2-E7.

[4] Sohn JW, Jeon SW, Cho CM, et al. Endoscopic resection of duodenal neoplasms: a single-center study. Surg Endosc. 2010 ; 24 : 3195-3200.

[5] 野中哲，小田一郎，阿部清一郎，他．十二指腸腫瘍に対する内視鏡切除の治療成績―非乳頭部の腺腫・がんにおいて．Prog Dig Endosc. 2015 ; 87 : 53-57.

[6] Tomizawa Y, Ginsberg GG. Clinical outcome of EMR of sporadic, nonampullary, duodenal adenomas: a 10-year retrospective. Gastrointest Endosc. 2018 ; 87 : 1270-1278.

[7] Hara Y, Goda K, Dobashi A, et al. Short- and long-term outcomes of endoscopically treated superficial non-ampullary duodenal epithelial tumors. World J Gastroenterol. 2019 ; 25 : 707-718.

[8] Sarela AI, Brennan MF, Karpeh MS, et al. Adenocarcinoma of the duodenum: importance of accurate lymph node staging and similarity in outcome to gastric cancer. Ann Surg Oncol. 2004 ; 11 : 380-386.

[9] Kakushima N, Ono H, Takao T, et al. Method and timing of resection of superficial non-ampullary duodenal epithelial tumors. Dig Endosc. 2014 ; 26（Suppl 2）: 35-40.

[10] Poultsides GA, Huang LC, Cameron JL, et al. Duodenal adenocarcinoma: clinicopathologic analysis and implications for treatment. Ann Surg Oncol. 2012 ; 19 : 1928-1935.

[11] Kato Y, Takahashi S, Kinoshita T, et al. Surgical procedure depending on the depth of tumor invasion in duodenal cancer. Jpn J Clin Oncol. 2014 ; 44 : 224-231.

[12] Sakamoto T, Saiura A, Ono Y, et al. Optimal lymphadenectomy for duodenal adenocarcinoma: does the number alone matter? Ann Surg Oncol 2017 ; 24 : 3368-3375.

[13] Li D, Si X, Wan T, et al. Outcomes of surgical resection for primary duodenal adenocarcinoma: a systematic review. Asian Journal of Surgery. 2019 ; 42 : 46-52.

診断・内視鏡治療

CQ6-2 内視鏡治療後局所再発ならびに異時性多発の早期発見のために，内視鏡によるサーベイランスは推奨されるか？

▼ ステートメント

　内視鏡治療後局所再発の早期発見のために内視鏡によるサーベイランスは，行うことを弱く推奨する．

推奨度：行うことを弱く推奨する　合意率：100％（24/24）　エビデンスの強さ：C

解説　十二指腸表在性腫瘍に対する内視鏡治療後の再発形式には局所再発と異時性再発に分けられる．これら再発病変の内視鏡によるサーベイランスの実施の要否やその方法については明確な基準がないのが現状である．そこで，FAPを除いた十二指腸表在性腫瘍に対する内視鏡治療後のサーベイランスが局所ならびに異時性再発の早期発見に有用かというCQに対して文献検索を行った．その結果，PubMed：264編，医中誌：67編，Cochrane：5編が抽出され，1次スクリーニングで29編が抽出された．2次スクリーニングにおいて50例以上の症例を含み，経過観察期間が18ヶ月以上であった7編の研究を抽出し，定性的システマティックレビューを行った[1-7]．

　7編はすべて後ろ向き観察研究で，4編が本邦，3編がヨーロッパおよびオセアニアからの報告であった．内視鏡治療方法は，Polypectomy，EMR（EPMR），ESDがあり，平均フォローアップ期間は18.8-60.2ヶ月であった．いずれの研究も局所再発について検討されており，異時性再発に関する研究は認めなかった．内視鏡治療後のサーベイランス時期については，多くは半年から1年後に初回の内視鏡を行い，再発がなければその後年1回の内視鏡でのフォローアップが行われていた．局所再発率は0-27.3％で，5％以下の低い報告と20％以上と高い報告に二極化していた．これら研究を一括切除の可否で検討すると，再発率の高い報告ではすべて分割切除率が高くなっていた（表1）．発見された局所再発病変の治療について，外科切除を要したものは全体の0.6％（4/676）で，ほとんどは再度の内視鏡治療で治療可能であった．また，再発病変による死亡報告は認めなかった．サーベイランスに関するコストについてはKleinら[7]によって報告されており，十二指腸腫瘍に対して外科的治療を行う場合と比較し，サーベイランスを含めた内視鏡治療の方が有意に安価であった（$11,093 vs. $19,358，p＜0.001）．

　今回の定性的システマティックレビューでは，決められたサーベイランスの方法に則った前向き研究など質の高い研究は認められず，後ろ向きの研究のみであり，異時性多発病変の発見ならびにサーベイランスの間隔，期間についてのエビデンスは見出せなかった．サーベイランスにより発見された局所再発病変のほとんどが内視鏡的にコントロールされ，原病死は認めなかったこと，一方でサーベイランスのコストは手術を行うより安く，内視鏡の偶発症による死亡率は0.001％[8]と低かったことなどから益と害のバランスを考えると内視鏡治療後に局所再発の発見目的に内視鏡によるサーベイランスを行うことは有益であると考えられる．また分割切除となった病変においては再発率が

表 1. 十二指腸内視鏡治療の一括切除率と局所再発率

	研究デザイン	患者数	病変数	治療法	一括切除率 (%)	分割切除率 (%)	R0切除率 (%)	平均観察期間 (ヶ月)	局所再発率 (%)	追加治療
Hoteya S [1]	後ろ向き観察研究	129	129	EMR/ESD	89.9	10.1	76.0	60.2	1.6 (2/129)	内視鏡治療
Hara Y [2]	後ろ向き観察研究	131	147	EMR/ESD	89.8	10.2	68.7	43	3.1 (4/131)	内視鏡治療/追加外科治療
Nonaka S [3]	後ろ向き観察研究	113	121	Polypectomy/EMR/ESD	64.0	36.0	34.7	51	0 (0/76)	—
Valli PV [4]	後ろ向き観察研究	78	78	EMR	35.9	64.1	—	33	0 (0/64)	—
Tomizawa Y [5]	後ろ向き観察研究	142	166	EMR	53.0	47.0	—	18.8	22.5 (32/142)	内視鏡治療
Valerii G [6]	後ろ向き観察研究	68	75	EMR	56.0	44.0	45.6	59	27.3 (15/55)	内視鏡治療/追加外科治療
Klein A [7]	後ろ向き観察研究	102	102	EPMR	0.0	100.0	—	27	17.7 (14/79)	内視鏡治療/追加外科治療

高く報告されており，特にサーベイランスを行うことが望まれる．

　以上から，推奨文は「内視鏡治療後局所再発の早期発見のために内視鏡によるサーベイランスは，行うことを弱く推奨する」とした．

● 参考文献

[1] Hoteya S, Furuhata T, Takahito T, et al. Endoscopic submucosal dissection and endoscopic mucosal resection for non-ampullary superficial duodenal tumor. Digestion. 2017；95：36-42.

[2] Hara Y, Goda K, Dobashi A, et al. Short- and long-term outcomes of endoscopically treated superficial non-ampullary duodenal epithelial tumors. World J Gastroenterol. 2019；25：707-718.

[3] Nonaka S, Oda I, Tada K, et al. Clinical outcome of endoscopic resection for nonampullary duodenal tumors. Endoscopy. 2015；47：129-135.

[4] Valli PV, Mertens JC, Sonnenberg A, et al. Nonampullary duodenal adenomas rarely recur after complete endoscopic resection：a Swiss experience including a literature review. Digestion. 2017；96：149-157.

[5] Tomizawa Y, Ginsberg GG. Clinical outcome of EMR of sporadic, nonampullary, duodenal adenomas：a 10-year retrospective. Gastrointest Endosc. 2018；87：1270-1278.

[6] Valerii G, Tringali A, Landi R, et al. Endoscopic mucosal resection of non-ampullary sporadic duodenal adenomas：a retrospective analysis with long-term follow-up. Scand J Gastroenterol 2018；53：490-494.

[7] Klein A, Ahlenstiel G, Tate DJ, et al. Endoscopic resection of large duodenal and papillary lateral

spreading lesions is clinically and economically advantageous compared with surgery. Endoscopy. 2017；49：659–667.

［8］古田隆久，加藤元嗣，伊藤透，他．消化器内視鏡関連の偶発症に関する第 6 回全国調査報告 2008 年〜2012 年までの 5 年間．Gastroenterological Endoscopy. 2016；58：1466–1491.

十二指腸癌に対する外科的治療においてリンパ節郭清は推奨されるか？

▼ ステートメント

　十二指腸癌に対する外科的治療において，リンパ節郭清を行うことを弱く推奨する．ただし，粘膜内病変ではリンパ節郭清を省略できる可能性がある．

推奨度：行うことを弱く推奨する　合意率：行うことを弱く推奨する 96%（23/24），推奨無し 4%（1/24）　エビデンスの強さ：D

解説　　これまでの十二指腸癌における後ろ向き研究においては，リンパ節転移陽性症例は有意に予後不良とされている [1-4]．Meijer らはメタアナリシスにより N（＋）310 例と N（－）344 例との予後を比較検討し，リンパ節転移陽性は有意に予後不良としている（5年生存率：21% vs. 65%，OR：0.17，p＜0.0001）．また，多変量解析によると，進行度，組織学的分化度，脈管浸潤とともにリンパ節転移は独立した予後因子であるとの報告も数多くなされている [3,5-8]．

　十二指腸における腫瘍の局在別のリンパ節転移頻度を検討した報告は多くはないが，球部では幽門下領域リンパ節（No. 6）と膵頭後部領域リンパ節（No. 13）が，下行部では膵頭後部領域リンパ節（No. 13）や膵頭前部領域リンパ節（No. 17）がセンチネルリンパ節と考えられ [9]，上行部のリンパ流は下膵十二指腸動脈と上部空腸動脈から上腸間膜動脈（SMA）周囲のリンパ系へ流入するであろうことが推測されている [10]．Kato らの35 名の十二指腸癌切除例に関する報告では，リンパ節転移頻度は幽門下：4（11.4%），門脈背側：2（5.7%），総肝動脈周囲：3（8.6%），膵頭部後部：6（17.1%），膵頭部前部：8（22.9%），SMA 周囲：2（5.7%），大動脈周囲：2（5.7%）であった [3]．Sakamoto らの報告では，十二指腸癌の局在に関わらず No. 13 および SMA 領域リンパ節（No. 14）は転移頻度を認めた一方，幽門上領域リンパ節（No. 5）および No. 6 リンパ節転移は球部/下行部に局在した場合には認め，水平部/上行部の十二指腸癌では転移は認めなかったことから，局在によるリンパ節転移の好発部位が異なる可能性はある [8]．

　一方，腫瘍深達度とリンパ節転移との関係に関する検討では，阿部らの報告では T1b（SM）癌のリンパ節転移率は 5-11% であり，T2（MP）以深ではさらにその頻度が高くなるとしている（MP：44%，SS：41%，SE/SI：73%）．また，T1a（M）病変においてはリンパ節転移を認めないとの報告が多い [11-15]．

　以上の検討より，病変が T1b（SM）以深であれば，球部，下行部，水平部，上行部，十二指腸のどの局在に存在しても周辺リンパ節郭清をともなう術式，例えば膵頭十二指腸切除術などが適用され得ると考えられる．外科的治療の適応とされ T1a（M）病変と判断された場合のみ，病変の局在により幽門側胃切除術，十二指腸部分切除術などの縮小手術が考慮されてもよいと考えられる．

　しかし上述の報告はリンパ節転移の有無・頻度を示しているのみであり，外科的治療

におけるリンパ節郭清の是非，至適郭清範囲を示した報告はまったく存在しない．さらに，腫瘍の局在部位の多くが下行部であり，水平部/上行部の症例が極めて少ないことにも注意を要する．したがって，このCQに対する明確なエビデンスは十分でないと言わざるを得ないが，安全に切除できる範囲での周辺リンパ節郭清は考慮してもよいと考えられる．

　十二指腸癌に対する外科的治療におけるリンパ節郭清にともなう合併症に関する報告はなく，したがって益と害のバランスを検討しうるエビデンスは存在しない．また，患者の価値観・希望について記載のある報告もない．一方，コスト評価については，リンパ節郭清をともなう外科的治療は保険適用範囲内の治療方法であり，問題ないものと判断される．臨床適応性については，重要臓器機能が保持されているか，performance status が保たれているかなどが考慮されるが，今後はこれらについての適応も検証が必要である．

明日への提言

　これまでの報告は単施設あるいはメタアナリシスによるリンパ節転移の有無・頻度を検討した後ろ向き研究しかなく，リンパ節郭清の意義や至適リンパ節郭清範囲を検討した報告，前向き研究は皆無である．つまり，十二指腸癌に対する外科的治療において，リンパ節郭清を行うことが予後延長に寄与するというエビデンスはない．しかしリンパ節郭清の是非を評価する前向き比較試験は，現状では症例数および倫理的観点から立案は困難である．今後，全国調査などの大規模研究の結果が待たれるところである．

● 参考文献

[1] 菅原元，山口晃弘，磯谷正敏，他．原発性十二指腸癌の臨床病理学的検討．日消外会誌．2001；34：1283-1288.
[2] 猪瀬悟史，土屋嘉昭，野村達也，他．原発性十二指腸癌27切除例の臨床病理組織学的検討．日消外会誌．2010；43：135-140.
[3] Kato Y, Takahashi S, Kinoshita T, et al. Surgical procedure depending on the depth of tumor invasion in the duodenal cancer. Jpn J Clin Oncol. 2014；44：224-231.
[4] Meijer LL, Alberga AJ, de Bakker JK, et al. Outcomes and treatment options for duodenal adenocarcinoma：a systematic review and meta-analysis. Ann Surg Oncol. 2018；25：2681-2692.
[5] Bakaeen FG, Murr MM, Sarr MG, et al. What prognostic factors important in duodenal adenocarcinoma? Arch Surg. 2000；135：635-642.
[6] Lee HG, You DD, Paik KY, et al. Prognostic factors for primary duodenal adenocarcinoma. World J Surg. 2008；32：2246-2252.
[7] Jiang QL, Huang XH, Chen YT, et al. Prognostic factors and clinical characteristics of patients with primary duodenal adenocarcinoma：a single-center experience from China. Biomed Res Int. 2016；6491049：Epub 2016 Dec 27.
[8] Sakamoto T, Saiura A, Ono Y, et al. Optimal lymphadenectomy for duodenal adenocarcinoma：does the number alone matter? Ann Surg Oncol. 2017；24：3368-3375.
[9] Mitsumori N, Nimura H, Takahashi N, et al. Sentinel node navigation surgery for early malignant tumor of the duodenum. Jikeikai Med J. 2009；56：11-17.
[10] 水間正道，石山秀一，山内淳一郎，他．十二指腸第4部に発生した原発性十二指腸癌の4切除例の検討．日消外会誌．2011；44：684-691.
[11] 長谷祐治，近藤高志，前川武男，他．原発性十二指腸癌の1例．日消外会誌．1989；22：127-130.

［12］川口満宏，木場文男，白坂千秋，他．早期十二指腸癌の1例．日消外会誌．1990；23：293.

［13］Ryu M, Watanabe K, Cho A, et al. Case report of early duodenal cancer with segmental resection and long-term survival. Review of reported Japanese cases. J Hep Bil Pancr Surg. 1994；4：429-434.

［14］西和田敏，渡辺明彦，西口由希子，他．原発性十二指腸癌の切除例の検討．県奈病医誌．2013；17：9-13.

［15］阿部展次，吉本恵理，小島洋平，他．原発性十二指腸進行癌に対する外科治療．消化器内視鏡．2015；27：1125-1131.

深達度や占居部位を考慮し，膵頭十二指腸切除術以外の術式を行うことは推奨されるか？

▼ ステートメント

　粘膜下層以深の十二指腸癌では，膵頭十二指腸切除術以外の術式を行わないことを弱く推奨する．

推奨度：行わないことを弱く推奨する　合意率：行わないことを弱く推奨する 79%（19/24），推奨無し 21%（5/24）　エビデンスの強さ：C

解説　CQ1 での検討の通り，十二指腸癌は深達度が粘膜下層以深ではリンパ節転移を認め，深達度が進行するにつれてその頻度は高くなると報告されている．十二指腸癌に対する膵頭十二指腸切除術と十二指腸局所切除術（膵温存十二指腸切除術や十二指腸部分切除術を含む）の予後や術後合併症を深達度や占居部位に応じて十分な症例数で比較した研究は存在しない．したがって，粘膜下層以深の十二指腸癌に対しては，腫瘍因子を考慮すると膵頭十二指腸切除術が現時点での標準術式として提案される．

　しかしながら，いくつかの症例集積およびメタアナリシスにおいて十二指腸癌に対する膵頭十二指腸切除術と十二指腸局所切除術の術後 5 年生存率は同程度で[1-8]，手術死亡や膵液瘻などの術後合併症の発生率は膵頭十二指腸切除術において高い傾向にあると報告されている[1,2,9-12]．これらの手術成績やリンパ節転移頻度を考慮すると，粘膜内癌であれば占居部位に関わらず，リンパ節郭清を伴わない十二指腸局所切除術（内視鏡治療を含む）の選択が可能である．ただし，下行部の病変では膵管や胆管の再建を必要とする場合があり，局所切除術の適応は慎重に決められるべきである．

　また，十二指腸の水平部や上行部の癌では領域外リンパ節への転移を認めなかったとする報告もあり[7]，占居部位ごとにリンパ節転移の好発部位が異なる可能性がある．さらに十二指腸癌に対する膵頭十二指腸切除術の有効性や安全性も十分に確立しているとはいえないため，粘膜下層以深の十二指腸癌に対しても腫瘍因子や患者因子を十分に考慮し，腫瘍近傍のリンパ節郭清を伴う十二指腸局所切除術などの膵頭十二指腸切除術以外の術式を選択することが妥当な場合もありえる．

● 参考文献

［1］Bakaeen FG, Murr MM, Sarr MG, et al. What prognostic factors are important in duodenal adenocarcinoma? Arch Surg. 2000；135：635-641.

［2］Cloyd JM, Norton JA, Visser BC, et al. Does the extent of resection impact survival for duodenal adenocarcinoma? Analysis of 1,611 cases. Ann Surg Oncol. 2015；22：573-580.

［3］Kato Y, Takahashi S, Kinoshita T, et al. Surgical procedure depending on the depth of tumor invasion in duodenal cancer. Jpn J Clin Oncol. 2014；44：224-231.

［4］Meijer LL, Alberga AJ, de Bakker JK, et al. Outcomes and treatment options for duodenal adenocarcinoma: a systematic review and meta-analysis. Ann Surg Oncol. 2018；25：2681-2692.

［5］ Onkendi EO, Boostrom SY, Sarr MG, et al. 15-year experience with surgical treatment of duodenal carcinoma: a comparison of periampullary and extra-ampullary duodenal carcinomas. J Gastrointest Surg. 2012；16：682-691.

［6］ Jiang QL, Huang XH, Chen YT, et al. Prognostic factors and clinical characteristics of patients with primary duodenal adenocarcinoma: a single-center experience from China. Biomed Res Int. 2016：6491049.

［7］ Sakamoto T, Saiura A, Ono Y, et al. Optimal lymphadenectomy for duodenal adenocarcinoma: does the number alone matter? Ann Surg Oncol. 2017；24：3368-3375.

［8］ Debang Li, Si X, Wan T, et al. Outcomes of surgical resection for primary duodenal adenocarcinoma: a systematic review. Asian J Surg. 2019；42：46-52.

［9］ Lee CHA, Shingler G, Mowbray NG, et al. Surgical outcomes for duodenal adenoma and adenocarcinoma: a multicentre study in Australia and the United Kingdom. ANZ J Surg. 2018；88：157-161.

［10］ Sohn TA, Lillemoe KD, Cameron JL, et al. Adenocarcinoma of the duodenum: factors influencing long-term survival. J Gastrointest Surg. 1998；2：79-87.

［11］ Kohga A, Yamamoto Y, Sano S, et al. Surgical strategy for T1 duodenal or ampullary carcinoma according to the depth of tumor invasion. Anticancer Res. 2017；37：5277-5283.

［12］ Adriano T, Mazzoni G, Puma F, et al. Adenocarcinoma of the third and fourth portions of the duodenum: results of surgical treatment. Arch Surg. 2003；138：80-85.

外科治療

CQ3　十二指腸癌外科切除後の再発診断にはどのようなフォローアップが推奨されるか？

▼ ステートメント

　十二指腸癌外科切除後は遠隔転移や局所再発の診断のために各種画像検査による慎重な経過観察を行うことを弱く推奨する．

推奨度：行うことを弱く推奨する　合意率：100%（24/24）　エビデンスの強さ：C

解説　十二指腸癌の外科的切除後の予後を検証したシステマティックレビューおよび後ろ向きコホート研究による報告では，術後の5年全生存率は0-71%と幅広く[1-6]，切除後の生存期間は明らかでない．切除後のフォローアップに関する研究報告はなく，至適なフォローアップ期間や検査間隔，検査方法は不明である．一方で術後の再発部位として遠隔転移（肝臓，肺）や局所再発が報告されている[7-10]．このため術後再発の診断として血液検査に加え，腹部や胸部CT検査，腹部超音波検査が適切である可能性がある．他の消化器癌ガイドラインでは，再発を早期に発見し治療することを目的に術後の経過観察を行うことが推奨されている．再発十二指腸癌に対する化学療法の意義は他項に譲るが，切除後再発の早期診断と再発後の予後の関連は明らかではないため，十二指腸癌の再発を早期に発見し治療することで予後の改善に寄与するかは不明である．一方で，経過観察に関わる（被曝量や費用対効果を含む）不利益を論じたものもない．

　以上より，他の消化器癌における定期的なフォローアップを行うことによる再発の早期診断がその後の適切な治療につながるという考えに基づいて，個々の症例や施設の実情に応じた慎重なフォローアップを行うことを提案する．

● 参考文献

［1］ Li D, Si X, Wan T, et al. Outcomes of surgical resection for primary duodenal adenocarcinoma：a systematic review. Asian J Surg. 2019；42：46-52.

［2］ Meijer LL, Alberga AJ, de Bakker JK, et al. Outcomes and treatment options for duodenal adenocarcinoma：a systematic review and meta-analysis. Ann Surg Oncol. 2018；25：2681-2692.

［3］ Poultsides GA, Huang LC, Cameron JL, et al. Duodenal adenocarcinoma：clinicopathologic analysis and implications for treatment. Ann Surg Oncol. 2012；19：1928-1935.

［4］ He J, Ahuja N, Makary MA, et al. 2564 resected periampullary adenocarcinomas at a single institution：trends over three decades. HPB（Oxford）. 2014；16：83-90.

［5］ Zenali M, Overman MJ, Rashid A, et al. Clinicopathologic features and prognosis of duodenal adenocarcinoma and comparison with ampullary and pancreatic ductal adenocarcinoma. Hum Pathol. 2013. 44：2792-2798.

［6］ Kelsey CR, Nelson JW, Willett CG, et al. Duodenal adenocarcinoma：patterns of failure after resection and the role of chemoradiotherapy. Int J Radiat Oncol Biol Phys. 2007；69：1436-1441.

［7］ Kim MJ, Choi SB, Han HJ, et al. Clinicopathological analysis and survival outcome of duodenal adenocarcinoma. Kaohsiung J Med Sci. 2014；30：254-259.

［8］ Cecchini S, Correa-Gallego C, Desphande V, et al. Superior prognostic importance of perineural invasion vs. lymph node involvement after curative resection of duodenal adenocarcinoma. J Gastrointest Surg. 2012；16：113-120.

［9］ Solaini L, Jamieson NB, Metcalfe M, et al. UK Duodenal Cancer Study Group. Outcome after surgical resection for duodenal adenocarcinoma in the UK. Br J Surg. 2015；102：676-681.

［10］ Onkendi EO, Boostrom SY, Sarr MG, et al. 15-year experience with surgical treatment of duodenal carcinoma：a comparison of periampullary and extra-ampullary duodenal carcinomas. J Gastrointest Surg. 2012；16：682-691.

閉塞症状を伴う切除不能十二指腸癌に対する消化管吻合術や内視鏡的ステント挿入は推奨されるか？

▼ ステートメント

消化管吻合術や内視鏡的ステント挿入は，有効性が期待できる場合は行うことを弱く推奨する．

推奨度：行うことを弱く推奨する　合意率：100%（24/24）　エビデンスの強さ：D

解説　　消化管吻合術などの緩和的治療となった十二指腸癌の予後に関する2編のシステマティックレビューにて，Meijerら[1] は5年生存率1%，生存期間中央値8ヶ月，Liら[2] はそれぞれ2.5%，7ヶ月と報告している．しかしこれらの報告による緩和的治療群には，十二指腸閉塞に対する消化管吻合術などの緩和的手術が行われた症例とともに，試験開腹のみの症例や，根治目的の切除の結果，非治癒R1/2切除となった症例が含まれている．そこで消化管吻合術の効果を，緩和手術として胃空腸バイパス手術が行われた症例のみで検討した．7編の観察研究[3-9] によると，5年生存率0-15%，生存期間中央値7-12ヶ月と，生存に対する効果は不明であった．したがって生存に関して切除不能十二指腸癌に対する胃空腸バイパス手術を積極的に推奨するエビデンスは認めなかった．

近年，胃十二指腸閉塞に対する内視鏡的ステント挿入術のQOL改善に関する有効性が多く報告されている．十二指腸癌を含む悪性胃十二指腸閉塞症例に対する消化管ステント挿入術では，16編の後ろ向きの検討[10-25] があり，手技成功率は89.7-100%，入院期間中央値は2-12.5日，開存期間中央値は51.5-270日と報告されている．合併症としては，migrationや腫瘍のovergrowthやingrowthによる閉塞があり，頻度は0-34.7%であった．生存期間中央値は52-131日と報告されているが，対象に胃や胆膵などの様々な領域の癌が多く含まれるためと考えられた．

外科的胃空腸バイパス手術と内視鏡的ステント挿入術は，経口摂取の回復や，QOLの改善に加えて，化学療法や化学放射線療法を享受できることによる生存期間の延長が期待されるが，現在まで切除不能十二指腸癌を対象として，これらのアウトカムを詳細に評価した報告はない．

十二指腸癌を含む悪性胃十二指腸閉塞症例に対する内視鏡的ステント挿入術と，胃空腸バイパス手術などの緩和的手術の比較試験として，3編の前向き試験[26-28] と，3編のメタアナリシス[29-31]，1編のディシジョンアナリシス[32] がある．

これらによると，内視鏡的ステント挿入術が，合併症発生，経口摂取再開までの期間，在院期間などの点において優れていた．なおこれらの比較試験では，対象に十二指腸以外の胆膵臓領域の癌が多く含まれていることに留意すべきである．また，重要臓器機能が保持されているか，performance statusが保たれているかなども考慮した検証が今後必要である．

今回のレビューでは，QOL改善やその後の薬物療法により生存期間延長などを有効

性として包括したが，このCQに対する明確なエビデンスは十分でないと言わざるを得ず，推奨なしという案も検討された．しかし実臨床をもとにガイドライン作成委員の意見を反映し，"弱く推奨"とのコンセンサスを得た．

　以上から，閉塞症状を伴う切除不能十二指腸癌に対する消化管吻合術や内視鏡的ステント挿入は，有効性が期待できる場合は，行うことを弱く推奨するとした．

● 参考文献

［1］Meijer LL, Alberga AJ, de Bakker JK, et al. Outcomes and treatment options for duodenal adenocarcinoma: a systematic review and meta-analysis. Ann Surg Oncol. 2018 ; 25 : 2681-2692.

［2］Li D, Si X, Wan T, et al. Outcomes of surgical resection for primary duodenal adenocarcinoma: a systematic review. Asian J Surg. 2019 ; 42 : 46-52.

［3］Jiang QL, Huang XH, Chen YT, et al. Prognostic factors and clinical characteristics of patients with primary duodenal adenocarcinoma: a single-center experience from China. Biomed Res Int. 2016 : 6491049.

［4］Onkendi EO, Boostrom SY, Sarr MG, et al. 15-year experience with surgical treatment of duodenal carcinoma: a comparison of periampullary and extra-ampullary duodenal carcinomas. J Gastrointest Surg. 2012 ; 16 : 682-691.

［5］Kawahira H, Miura F, Saigo K, et al. Survival predictors of patients with primary duodenal adenocarcinoma. Int Surg. 2011 ; 96 : 111-116.

［6］Lee HG, You DD, Paik KY, et al. Prognostic factors for primary duodenal adenocarcinoma. World J Surg. 2008 ; 32 : 2246-2252.

［7］Tocchi A, Mazzoni G, Puma F, et al. Adenocarcinoma of the third and fourth portions of the duodenum: results of surgical treatment. Arch Surg. 2003 ; 138 : 80-85.

［8］Kaklamanos IG, Bathe OF, Franceschi D, et al. Extent of resection in the management of duodenal adenocarcinoma. Am J Surg. 2000 ; 179 : 37-41.

［9］Scott-Coombes DM, Williamson RC. Surgical treatment of primary duodenal carcinoma: a personal series. Br J Surg. 1994 ; 81 : 1472-1474.

［10］Kumar V, Ghoshal UC, Mohindra S, et al. Palliation of malignant gastroduodenal obstruction with self-expandable metal stent using side- and forward-viewing endoscope: feasibility and outcome. JGH Open. 2019 ; 3 : 65-70.

［11］Jung K, Ahn JY, Jung HY, et al. Outcomes of endoscopically inserted self-expandable metal stents in malignancy according to the type of stent and the site of obstruction. Surg Endosc. 2016 ; 30 : 4001-4010.

［12］Chiu KW, Razack A, Maraveyas A. Self-expandable metal stent placement for malignant duodenal obstruction distal to the bulb. Eur J Gastroenterol Hepatol. 2015 ; 27 : 1466-1472.

［13］Kim JW, Jeong JB, Lee KL, et al. Comparison between uncovered and covered self-expandable metal stent placement in malignant duodenal obstruction. World J Gastroenterol. 2015 ; 21 : 1580-1587.

［14］Lim SG, Kim JH, Lee KM, et al. Conformable covered versus uncovered self-expandable metallic stents for palliation of malignant gastroduodenal obstruction: a randomized prospective study. Dig Liver Dis. 2014 ; 46 : 603-608.

［15］Ding NS, Alexander S, Swan MP, et al. Gastroduodenal outlet obstruction and palliative self-expandable metal stenting: a dual-centre experience. J Oncol. 2013 : 167851.

［16］Ahn HS, Hong SJ, Moon JH, et al. Uncovered self-expandable metallic stent placement as a first-line palliative therapy in unresectable malignant duodenal obstruction. J Dig Dis. 2012 ; 13 : 628-633.

［17］Canena JM, Lagos AC, Marques IN, et al. Oral intake throughout the patients' lives after palliative metallic stent placement for malignant gastroduodenal obstruction: a retrospective multicentre study. Eur J Gastroenterol Hepatol. 2012；24：747-755.

[18] Costamagna G, Tringali A, Spicak J, et al. Treatment of malignant gastroduodenal obstruction with a nitinol self-expanding metal stent: an international prospective multicentre registry. Dig Liver Dis. 2012；44：37-43.

[19] Shaw JM, Bornman PC, Krige, JE et al. Self-expanding metal stents as an alternative to surgical bypass for malignant gastric outlet obstruction. Br J Surg. 2010；97：872-876.

[20] Lee KM, Choi SJ, Shin SJ, et al. Palliative treatment of malignant gastroduodenal obstruction with metallic stent: prospective comparison of covered and uncovered stents. Scand J Gastroenterol. 2009；44：846-852.

[21] Gutzeit A, Binkert CA, Schoch E, et al. Malignant gastroduodenal obstruction: treatment with self-expanding uncovered wallstent. Cardiovasc Intervent Radiol. 2009；32：97-105.

[22] Seo EH, Jung MK, Park MJ, et al. Covered expandable nitinol stents for malignant gastroduodenal obstructions. J Gastroenterol Hepatol. 2008；23：1056-1062.

[23] Kim JH, Song HY, Shin JH, et al. Metallic stent placement in the palliative treatment of malignant gastroduodenal obstructions: prospective evaluation of results and factors influencing outcome in 213 patients. Gastrointest Endosc. 2007；66：256-264.

[24] Lowe AS, Beckett CG, Jowett S, et al. Self-expandable metal stent placement for the palliation of malignant gastroduodenal obstruction: experience in a large, single, UK centre. Clin Radiol. 2007；62：738-744.

[25] Kim JH, Yoo BM, Lee KJ, et al. Self-expanding coil stent with a long delivery system for palliation of unresectable malignant gastric outlet obstruction: a prospective study. Endoscopy. 2001；33：838-842.

[26] Jeurnink SM, Steyerberg EW, van Hooft JE, et al. Surgical gastrojejunostomy or endoscopic stent placement for the palliation of malignant gastric outlet obstruction (SUSTENT study): a multicenter randomized trial. Gastrointest Endosc. 2010；71：490-499.

[27] Espinel J, Sanz O, Vivas S, et al. Malignant gastrointestinal obstruction: endoscopic stenting versus surgical palliation. Surg Endosc. 2006；20：1083-1087.

[28] Johnsson E, Thune A, Liedman B. Palliation of malignant gastroduodenal obstruction with open surgical bypass or endoscopic stenting: clinical outcome and health economic evaluation. World J Surg. 2004；28：812-817.

[29] Hosono S, Ohtani H, Arimoto Y, Kanamiya Y. Endoscopic stenting versus surgical gastroenterostomy for palliation of malignant gastroduodenal obstruction: a meta-analysis. J Gastroenterol. 2007；42：283-290.

[30] Jeurnink SM, van Eijck CH, Steyerberg EW, et al. Stent versus gastrojejunostomy for the palliation of gastric outlet obstruction: a systematic review. BMC Gastroenterol. 2007；7：18.

[31] Dormann A, Meisner S, Verin N, et al. Self-expanding metal stents for gastroduodenal malignancies: systematic review of their clinical effectiveness. Endoscopy. 2004；36：543-550.

[32] Siddiqui A, Spechler SJ, Huerta S. Surgical bypass versus endoscopic stenting for malignant gastroduodenal obstruction: a decision analysis. Dig Dis Sci. 2007；52：276-281.

切除可能十二指腸癌を含む小腸癌に周術期補助療法を行うことは推奨されるか？

▼ ステートメント

切除可能小腸癌に対する術後補助療法を行わないことを弱く推奨する.

推奨度：行わないことを弱く推奨する　合意率：行わないことを弱く推奨する 96%（22/23），推奨無し 4%（1/23）　エビデンスの強さ：D

解説

CQ に対して文献検索を行ったところ，PubMed：619 編，Cochrane：18 編，医中誌：763 編が抽出され，それ以外に 1 編の論文が追加された．1 次スクリーニングで 36 編の論文が，2 次スクリーニングで 17 編の論文が抽出された.

切除可能十二指腸癌を含む小腸癌を対象として，手術単独と周術期補助療法を比較した RCT は存在しない．抽出された 17 編の論文はいずれも，単/多施設の治療例または NCD データを用いた，後ろ向きの手術単独例と周術期補助療法施行例の治療成績の比較であり，術前補助療法に関する該当論文は抽出されなかった.

10 編 [1-3,7,8,11,13-15,17] が十二指腸癌のみを，6 編 [4-6,10,12,16] が十二指腸癌を含む小腸癌を，1 編 [9] が小腸癌のみが対象となっていた．うち 3 編 [4,9,10] において術後補助療法による全生存期間の延長が認められたものの，残りの 14 編については「術後補助療法は全生存期間延長に寄与しない」と結論づけられていた．補助療法による全生存期間の延長を示したもののうち十分なサンプル数で検討されているものは 1 編のみであり，米国の NCD データベースを用い 2,000 例以上を対象とした propensity score-matched analysis [10] において術後補助化学療法の有用性が示されており，特に StageⅢ症例における有用性が高い（十二指腸原発；HR：0.71，95%CI：0.57-0.88，p = 0.002，小腸原発；HR：0.70，95%CI：0.55-0.89，p = 0.003）と結論づけている.

しかしながら，3 編あるメタアナリシスの論文 [13,16,17] では，いずれも「補助療法は生存期間の延長に寄与しない」という結論になっている．上記の結果のバラツキについては，後ろ向き研究であるため対象患者における selection bias が存在すること，周術期治療の内容については化学療法/放射線療法/化学放射線療法と報告ごとにバラツキが大きく，また採用している化学療法レジメンも報告ごとに大きく異なっていたことが影響していると考えられ，本 CQ に対する答えを得るには，統一した治療レジメンを用いての RCT の実施が必要である.

現在，希少がんの治療開発を目的に組織された団体である International Rare Cancer Initiatives で，英国の Cancer Research UK が中心となって実施している BALLAD trial が進行中であり，Stage I-Ⅲの治癒切除小腸癌を対象として，無病生存期間における，①手術単独に対する術後化学療法の優越性，ならびに②術後フルオロピリミジン療法に対する術後フルオロピリミジン＋オキサリプラチン療法の優越性，を検証することを目的としている．本邦でも，上記 BALLAD trial の parallel study として，手術単独に対

する術後カペシタビン＋オキサリプラチン療法の優越性を検証する臨床試験
（JCOG1502C；J-BALLAD 試験）が進行中であり，その結果が待たれる．

● 参考文献

［1］ Sohn TA, Lillemoe KD, Cameron JL, et al. Adenocarcinoma of the duodenum: factors influencing long-term survival. J Gastrointest Surg. 1998；2：79-87.

［2］ Bakaeen FG, Murr MM, Sarr MG, et al. What prognostic factors are important in duodenal adenocarcinoma? Arch Surg. 2000；135：635-641.

［3］ Swartz MJ, Hughes MA, Frassica DA, et al. Adjuvant concurrent chemoradiation for node-positive adenocarcinoma of the duodenum. Arch Surg. 2007；142：285-288.

［4］ Moon YW, Rha SY, Shin SJ, et al. Adenocarcinoma of the small bowel at a single Korean institute: management and prognosticators. J Cancer Res Clin Oncol. 2010；136：387-394.

［5］ Overman MJ, Kopetz S, Lin E, et al. Is there a role for adjuvant therapy in resected adenocarcinoma of the small intestine? Acta Oncol. 2010；49：474-479.

［6］ Koo DH, Yun SC, Hong YS, et al. Adjuvant chemotherapy for small bowel adenocarcinoma after curative surgery. Oncology. 2011；80：208-213.

［7］ Kim K, Chie EK, Jang JY, et al. Role of adjuvant chemoradiotherapy for duodenal cancer: a single center experience. Am J Clin Oncol. 2012；35：533-536.

［8］ Poultsides GA, Huang LC, Cameron JL, et al. Duodenal adenocarcinoma: clinicopathologic analysis and implications for treatment. Ann Surg Oncol. 2012；19：1928-1935.

［9］ Young JI, Mongoue-Tchokote S, Wieghard N, et al. Treatment and survival of small-bowel adenocarcinoma in the United States: a comparison with colon cancer. Dis Colon Rectum. 2016；59：306-315.

［10］ Ecker BL, McMillan MT, Datta J, et al. Efficacy of adjuvant chemotherapy for small bowel adenocarcinoma: a propensity score-matched analysis. Cancer. 2016；122：693-701.

［11］ Ostwal V, Harris C, Sirohi B, et al. Role of adjuvant chemotherapy in T2N0M0 periampullary cancers. Asia Pac J Clin Oncol. 2017；13：e298-e303.

［12］ Aydin D, Sendur MA, Kefeli U, et al. Evaluation of prognostic factors and adjuvant chemotherapy in patients with small bowel adenocarcinoma who underwent curative resection. Clin Colorectal Cancer. 2017；16：220-227.

［13］ Acharya A, Markar SR, Sodergren MH, et al. Meta-analysis of adjuvant therapy following curative surgery for periampullary adenocarcinoma. Br J Surg. 2017；104：814-822.

［14］ Jang BS, Park HJ, Kim K, et al. Role of adjuvant chemoradiotherapy for duodenal cancer: an updated analysis of long-term follow-up from single institution. World J Surg. 2018；42：3294-3301.

［15］ Lim YJ, Kim K. Effect of postoperative radiotherapy on survival in duodenal adenocarcinoma: a propensity score-adjusted analysis of surveillance, epidemiology, and end results database. Int J Clin Oncol. 2018；23：473-481.

［16］ Ye X, Zhang G, Chen H, et al. Meta-analysis of postoperative adjuvant therapy for small bowel adenocarcinoma. PLoS One. 2018；13：e0200204.

［17］ Meijer LL, Alberga AJ, de Bakker JK, et al. Outcomes and treatment options for duodenal adenocarcinoma: a systematic review and meta-analysis. Ann Surg Oncol. 2018；25：2681-2692.

切除不能・再発十二指腸癌を含む小腸癌に MSI 検査，HER2 検査，*RAS* 遺伝子検査は推奨されるか？

▼ ステートメント

①MSI 検査を行うことを強く推奨する．

推奨度：行うことを強く推奨する　合意率：行うことを強く推奨する 96％（23/24），弱く推奨する：4％（1/24）　エビデンスの強さ：B

②HER2 検査，*RAS* 遺伝子検査を行わないことを弱く推奨する．

推奨度：行わないことを弱く推奨する　合意率：100％（24/24）　エビデンスの強さ：D

解説　　CQ に対して文献検索を行ったところ，PubMed：278 編，Cochrane：4 編，医中誌：121 編が抽出された．1 次スクリーニングで 47 編，ハンドサーチで 2 編の論文が抽出され，2 次スクリーニングで 44 編の論文が抽出された．MSI 検査，HER2 検査，*RAS* 遺伝子検査についてそれぞれ 31 編，13 編，27 編であった．

　ミスマッチ修復機能欠損に対する検査は，マイクロサテライト領域の反復回数異常に伴うマイクロサテライトの長さの違いを調べるマイクロサテライト不安定性（Microsatellite instability；MSI）検査および，MMR タンパク（MLH1, MSH2, MSH6, PMS2）に対する免疫染色（Immunohistochemistry；IHC），NGS（Next Generation Sequencer，次世代シークエンサー）検査がある．本邦においては，「MSI 検査キット（FALCO）」のみが薬事承認されたコンパニオン診断薬となっており（2020 年 1 月現在），十二指腸癌患者に対してペムブロリズマブを投与する際には「MSI 検査キット（FALCO）」を用いて MSI-High（MSI-H）を確認する必要がある．今回集積した報告では，17 編 [1-16,31] が MSI 検査，14 編 [17-30] が MMR タンパク免疫染色を行っており，検査方法による頻度の差はみられなかった．MSI-H の頻度は，40 例以上の報告に限ると 7.3-50％ [2,8,10,18,29] であった．日本人の固形癌患者 25,563 例の報告 [31] では，小腸癌 130 例において MSI-H は 9.23％に認められた．Stage Ⅰ-Ⅲ の症例で 17-33.3％ [3,8,9,10,29]，Stage Ⅳ の症例で 7.3％ [2] と差がみられた．MSI-H 症例に対する免疫チェックポイント阻害薬に関しては CQ4 参照のこと．

　HER2 に関しては，*HER2* mutation は 9-23％ [9,11,28] に認められ，HER2 IHC3＋もしくは *HER2* ISH（in situ hybridization）陽性は 0-7.3％ [2,6,7,9,11,16,25,28,29,32-34] に認められた．小腸癌における *HER2* 遺伝子変異の頻度を他消化器癌と比較した 7,559 例の解析 [2] では，*HER2* amplification は大腸癌で 3.4％，胃癌で 6.9％，小腸癌全体では 2.2％，十二指腸癌のみでは 7.3％に認められた．また，小腸癌 194 例を対象とした報告 [34] では，IHC（Immunohistochemistry）1＋を 6 例に認め，そのすべてで ISH 法での増幅はなかった．症例報告として，HER2 陽性十二指腸癌に対し HER2 阻害薬である Trastuzumab を使用し，pathological CR が得られた症例が報告されている [35]．

　十二指腸癌での *RAS* 遺伝子変異の頻度は 0-80％ [1-3,5-13,20,21,25,26,28,32,36-45] であり，30-40％の報告が多い（27 編中 11 編）[3,7-10,25,28,40-42,45]．*RAS* 遺伝子変異は *KRAS* 遺伝子エクソン 2（コドン 12，コドン 13）変異の報告が多く，全エクソーム解析などでは，コドン 11，16，61，146 が認められた [25,26,39]．小腸癌における *RAS* 遺伝子変異は，予後因子としての一定の見解は得られていない [8,25,41,45]．また，抗 EGFR 抗体薬については CQ3 を参照のこと．

　以上より，十二指腸癌においては一定数の MSI-H 症例がみられ，検査結果によりペムブロリズマブの効果が期待されるため，検査を行うことの益と害のバランスを重視し組織生検が安全に行える場合，本ガイドラインでは MSI 検査を行うことを強く推奨することとした．一方，現時点で HER2 検査，*RAS* 遺伝子検査については検査結果を踏まえた上でも有効性が示されている薬剤はなく，検査の意義は明確ではないため，本ガイドラインでは HER2 検査，*RAS* 遺伝子検査を行わないことを弱く推奨することとした．

明日への提言

　RAF タンパク質の 3 つのアイソフォームの 1 つである BRAF タンパク質は，活性化により下流の MEK-ERK 経路を介し，細胞増殖や生存に関わっている．*BRAF* 遺伝子は 7 番染色体に位置し，18 のエクソンから成り，悪性黒色腫（43％），甲状腺癌（27％），胆道癌（14％），大腸癌（5-10％）などで変異の頻度が高い．大腸癌における *BRAF* 変異は *BRAF* V600E 変異が多い．小腸癌における *BRAF* 変異は 1.1-13.5％ [2,11-13,21,25,32,45] に認め，*BRAF* non V600E（小腸癌 *BRAF* 変異 29 例中 26 例，89.7％）が多い [2]．小腸癌における *BRAF* 変異の臨床病理学的特徴や予後との相関は明らかになっていない．

　NTRK 融合遺伝子は，リガンド非依存性にキナーゼの活性化をきたし，発癌に寄与すると考えられている．頻度は低いが，幅広い癌腫に認められる．小腸癌においては，様々な癌腫の固形癌 33,997 例における *NTRK* 融合遺伝子の頻度を調べた大規模な検討 [46] で報告はなく，COSMIC データベース（v90）にも報告はなかった．本邦では，2019 年 6 月 18 日に *NTRK* 融合遺伝子陽性の進行・再発の固形癌に対してエヌトレクチニブが薬事承認されており，前治療数に関わらず有効性が示されている．TRK 阻害薬の適応を判断するためにすべての固形癌で *NTRK* 融合遺伝子検査が推奨されている．なお，*NTRK* 融合遺伝子は他のドライバー変異とは相互排他的であることから，相互排他的な mitogenic pathway（成長因子受容体，RAS，MAPK pathway をコードする遺伝子群）の遺伝子異常が検出された場合は，*NTRK* 融合遺伝子を検索する意義は乏しい．なお，大腸癌では，MSI-H と *NTRK* 融合遺伝子のオーバーラップが指摘されている [47]．

　昨今，がんゲノム医療が一般化されてきているが，十二指腸癌を含む小腸癌において上記の遺伝子変異は，頻度を含む臨床病理学的特徴や予後は明らかになっておらず，治療開発も進んでいない．さらなるデータの蓄積が望まれる．

● 参考文献

［1］ Overman MJ, Adam L, Adam L, et al. Phase Ⅱ study of nab-paclitaxel in refractory small bowel adenocarcinoma and CpG island methylator phenotype（CIMP）-high colorectal cancer. Ann Oncol. 2018；29：139-144.

［2］ Schrock AB, Devoe CE, McWilliams R, et al. Genomic profiling of small-bowel adenocarcinoma. JAMA Oncol. 2017；3：1546-1553.

［3］ Kim SG, Chan AO, Wu TT, et al. Epigenetic and genetic alterations in duodenal carcinomas are distinct from biliary and ampullary carcinomas. Gastroenterology. 2003；124：1300-1310.

［4］ Blaker H, von Herbay A, Penzel R, et al. Genetics of adenocarcinomas of the small intestine：frequent deletions at chromosome 18q and mutations of the SMAD4 gene. Oncogene. 2002；21：158-164.

［5］ Suzuki H, Hirata Y, Suzuki N, et al. Characterization of a new small bowel adenocarcinoma cell line and screening of anti-cancer drug against small bowel adenocarcinoma. Am J Pathol. 2015；185：550-562.

［6］ Adam L San Lucas FA, Fowler R, et al. DNA sequencing of small bowel adenocarcinomas identifies targetable recurrent mutations in the ERBB2 signaling pathway. Clin Cancer Res. 2019；25：641-651.

［7］ Vanoli A, Di Sabatino A, Furlan D, et al. Small bowel carcinomas in coeliac or Crohn's disease：clinico-pathological, molecular, and prognostic features. A study from the Small Bowel Cancer Italian Consortium. J Crohns Colitis. 2017；11：942-953.

［8］ Fu T, Sharmab A, Xie F, et al. Methylation of MGMT is associated with poor prognosis in patients with stage Ⅲ duodenal adenocarcinoma. PLoS One. 2016；11：e0162929.

［9］ Laforest A, Aparicio T, Zaanan A, et al. ERBB2 gene as a potential therapeutic target in small bowel adenocarcinoma. Eur J Cancer. 2014；50：1740-1746.

［10］ Fu T, Pappou EP, Guzzetta AA, et al. CpG island methylator phenotype-positive tumors in the absence of MLH1 methylation constitute a distinct subset of duodenal adenocarcinomas and are associated with poor prognosis. Clin Cancer Res. 2012；18：4743-4752.

［11］ Hanninen UA, Katainen R, Tanskanen T, et al. Exome-wide somatic mutation characterization of small bowel adenocarcinoma. PLoS Genet. 2018；14：e1007200.

［12］ Alvi MA, McArt DG, Kelly P, et al. Comprehensive molecular pathology analysis of small bowel adenocarcinoma reveals novel targets with potential for clinical utility. Oncotarget. 2015；6：20863-20874.

［13］ Warth A, Kloor M, Schirmacher P, et al. Genetics and epigenetics of small bowel adenocarcinoma：the interactions of CIN, MSI, and CIMP. Mod Pathol. 2011；24：564-570.

［14］ Michel S, Kloor M, Singh S, et al. Coding microsatellite instability analysis in microsatellite unstable small intestinal adenocarcinomas identifies MARCKS as a common target of inactivation. Mol Carcinog. 2010；49：175-182.

［15］ Breuhahn K, Singh S, Schirmacher P, et al. Large-scale N-terminal deletions but not point mutations stabilize beta-catenin in small bowel carcinomas, suggesting divergent molecular pathways of small and large intestinal carcinogenesis. J Pathol. 2008；215：300-307.

［16］ Vanoli A, Grillo F, Mescoli C, et al. OC.11.2 Crohn's disease—associated small bowel carcinomas show distinctive histology and phenotype in comparison to sporadic cases：an Italian multicentre study. Digestive and Liver Disease. 2016；48：e111.

［17］ Zhang MQ, Chen ZM, Wang H. Immunohistochemical investigation of tumorigenic pathways in small intestinal adenocarcinoma：a comparison with colorectal adenocarcinoma. Mod Pathol. 2006；19：573-580.

［18］ Gonzalez I, Goyal B, Xia MD, et al. DNA mismatch repair deficiency but not ARID1A loss is associated with prognosis in small intestinal adenocarcinoma. Hum Pathol. 2019；85：18-26.

［19］ Xia M, Singhi AD, Dudley B, et al. Small bowel adenocarcinoma frequently exhibits Lynch syndrome-associated mismatch repair protein deficiency but does not harbor sporadic MLH1 deficiency. Appl Immunohistochem Mol Morphol. 2017；25：399-406.

［20］ Kumagai R, Kohashi K, Takahashi S, et al. Mucinous phenotype and CD10 expression of primary adenocarcinoma of the small intestine. World J Gastroenterol. 2015；21：2700-2710

[21] Svrcek M, Piton G, Cosnes J, et al. Small bowel adenocarcinomas complicating Crohn's disease are associated with dysplasia: a pathological and molecular study. Inflamm Bowel Dis. 2014 ; 20 : 1584-1592.

[22] Bergmann F, Singh S, Michel S, et al. Small bowel adenocarcinomas in celiac disease follow the CIM-MSI pathway. Oncol Rep. 2010 ; 24 : 1535-1539.

[23] ten Kate GL, Kleibeuker JH, Nagengast FM, et al. Is surveillance of the small bowel indicated for Lynch syndrome families? Gut. 2007 ; 56 : 1198-1201.

[24] Gu MJ, Bae YK, Kim A, et al. Expression of hMLH1, hMSH2 and hMSH6 in small intestinal carcinomas. Hepatogastroenterology. 2012 ; 59 : 2228-2232.

[25] Aparicio T, Svrcek M, Zaanan A, et al. Small bowel adenocarcinoma phenotyping, a clinicobiological prognostic study. Br J Cancer. 2013 ; 109 : 3057-3066.

[26] Matsubara A, Sekine S, Kushima R, et al. Frequent GNAS and KRAS mutations in pyloric gland adenoma of the stomach and duodenum. J Pathol. 2013 ; 229 : 579-587.

[27] Diosdado B, Buffart TE, Watkins R, et al. High-resolution array comparative genomic hybridization in sporadic and celiac disease-related small bowel adenocarcinomas. Clin Cancer Res. 2010 ; 16 : 1391-1401.

[28] Quaas A, Heydt C, Waldschmidt D, et al. Alterations in ERBB2 and BRCA and microsatellite instability as new personalized treatment options in small bowel carcinoma. BMC Gastroenterol 2019 ; 19 : 21.

[29] Overman MJ, Heydt C, Waldschmidt D, et al. Alterations in ERBB2 and BRCA and microsatellite instability as new personalized treatment options in small bowel carcinoma. Br J Cancer. 2010 ; 102 : 144-150.

[30] Schulmann K, Brasch FE, Kunstmann E, et al. HNPCC-associated small bowel cancer: clinical and molecular characteristics. Gastroenterology. 2005 ; 128 : 590-599.

[31] Akagi K, Oki E, Taniguchi H, et al. Nationwide large-scale investigation of microsatellite instability status in more than 18,000 patients with various advanced solid cancers. J Clin Oncol. 2020 ; 38(suppl 4) : abstr 803-803.

[32] Gulhati P, Raghav K, Shroff R, et al. Phase Ⅱ study of panitumumab in RAS wild-type metastatic adenocarcinoma of small bowel or ampulla of Vater. Oncologist. 2018 ; 23 : 277-e26.

[33] Chan OT, Chen ZM, Chung F, et al. Lack of HER2 overexpression and amplification in small intestinal adenocarcinoma. Am J Clin Pathol. 2010 ; 134 : 880-885.

[34] Gu MJ, Hong SM, Jung SJ, et al. HER2 protein expression and HER2 gene amplification are infrequent in small intestinal carcinomas. Virchows Arch. 2013 ; 462 : 603-607.

[35] Hamad A, Singhi AD, Bahary N, et al. Neoadjuvant treatment with trastuzumab and FOLFOX induces a complete pathologic response in a metastatic ERBB2 (HER2)-amplified duodenal Cancer. J Natl Compr Canc Netw. 2017 ; 15 : 983-988.

[36] Hirai A, Hibi K, Nakamura H, et al. Findings of genetic changes in small intestinal carcinomas. Gan To Kagaku Ryoho. 1997 ; 24 Suppl 2 : 332-336.

[37] 平井敦, 日比健志, 中村肇, 他. 原発性小腸癌の分子生物学的検討. 癌と化学療法. 1997 ; 24 (Suppl. Ⅱ) : 332-336.

[38] Nishiyama K, Yao T, Yonemasu H, et al. Overexpression of p53 protein and point mutation of K-ras genes in primary carcinoma of the small intestine. Oncol Rep. 2002 ; 9 : 293-300.

[39] Yuan W, Zhang Z, Dai B, et al. Whole-exome sequencing of duodenal adenocarcinoma identifies recurrent Wnt/β-catenin signaling pathway mutations. Cancer. 2016 ; 122 : 1689-1696.

[40] Younes N, Fulton N, Tanaka R, et al. The presence of K-12 ras mutations in duodenal adenocarcinomas and the absence of ras mutations in other small bowel adenocarcinomas and carcinoid tumors. Cancer. 1997 ; 79 : 1804-1808.

[41] Fu T, Guzzetta AA, Jeschke J, et al. KRAS G>A mutation favors poor tumor differentiation but may not be associated with prognosis in patients with curatively resected duodenal adenocarcinoma.

Int J Cancer. 2013；132：2502-2509.

［42］松原亜季子，九嶋亮治，鈴木晴久，他．十二指腸の腫瘍様病変と上皮性腫瘍における GNAS 遺伝子解析．胃と腸．2016；51：1603-1612.

［43］Achille A, Baron A, Zamboni G, et al. Molecular pathogenesis of sporadic duodenal cancer. Br J Cancer. 1998；77：760-765.

［44］Kojima Y, Ohtsuka K, Ohnishi H, et al. APC：T1556fs and STK11 mutations in duodenal adenomas and adenocarcinomas. Surg Today. 2018；48：765-772.

［45］Jun SY, Kim M, Jin Gu M, et al. Clinicopathologic and prognostic associations of KRAS and BRAF mutations in small intestinal adenocarcinoma. Mod Pathol. 2016；29：402-415.

［46］Solomon JP, Linkov I, Rosado A, et al. NTRK fusion detection across multiple assays and 33,997 cases：diagnostic implications and pitfalls. Mod Pathol. 2020；33：38-46.

［47］Pietrantonio F, Di Nicolantonio F, Schrock AB, et al. ALK, ROS1, and NTRK rearrangements in metastatic colorectal cancer. J Natl Cancer Inst. 2017；109（12）.

薬物療法 CQ3　切除不能・再発十二指腸癌を含む小腸癌に全身薬物療法は推奨されるか？

▼ ステートメント

切除不能・再発十二指腸癌を含む小腸癌にフッ化ピリミジン，オキサリプラチンを用いた全身薬物療法を行うことを弱く推奨する．

推奨度：行うことを弱く推奨する　合意率：100%（23/23）　エビデンスの強さ：D

解説　　CQ に対して文献検索を行ったところ，PubMed：392 編，Cochrane：20 編，医中誌：159 編が抽出された．1 次スクリーニングで 31 編の論文が，2 次スクリーニングで 29 編の論文が，検索期間外ではあるがハンドサーチでさらに 1 文献が抽出された．

抽出された 30 編の論文は，単/多施設の単群前向き研究（Phase II）が 9 編（1 次治療が 7 編，2 次治療が 2 編），後ろ向きの研究が 20 編（1 次治療が 19 編，2 次治療が 1 編），システマティックレビューが 1 編で，RCT は存在しなかった．

1 次治療の単群前向き研究 7 編のうち[1-7]，6 編は十二指腸癌を含む小腸癌が対象となっていた[2-7]．レジメンは，6 編でフッ化ピリミジン，オキサリプラチンを用いた併用療法が行われており，奏効率は 38-50%，病勢コントロール率は 80-87%，無増悪生存期間中央値は 5.4-8.9 ヶ月，全生存期間中央値は 12.9-20.4 ヶ月であった[1,3-7]．フッ化ピリミジン，オキサリプラチンを用いた併用療法の前向き研究の代表的なものとしては，MD. Anderson Cancer Center における CAPOX 療法を施行した十二指腸癌 7 例を含む小腸癌 30 例の検討において，主要評価項目である奏効率は 50%，無増悪生存期間中央値は 11.3 ヶ月，全生存期間中央値は 20.4 ヶ月[3]，中国における FOLFOX 療法を施行した十二指腸癌 26 例を含む 33 例の検討においては，主要評価項目である奏効率は 48.5%，無増悪生存期間中央値は 7.8 ヶ月，全生存期間中央値は 15.2 ヶ月である[6]．また，本邦における FOLFOX 療法を施行した十二指腸癌 14 例を含む 24 例の検討では，主要評価項目であった 1 年無増悪生存割合は 23.3%，その他奏効率は 45%，病勢コントロール率は 80%，無増悪生存期間中央値は 5.4 ヶ月，全生存期間中央値は 17.3 ヶ月と報告されており[7]，FOLFOX 療法が保険適用となっている唯一のレジメンである．CAPOX 療法に血管新生阻害薬であるベバシズマブを併用した前向き研究においては，奏効率は 48.3%，無増悪生存期間中央値は 8.7 ヶ月，全生存期間中央値は 12.9 ヶ月であり比較的良好な治療成績が報告されているが，上記の MD. Anderson Cancer Center における血管新生阻害薬を併用しない CAPOX 療法の結果[3]と比較しても，血管新生阻害薬併用の高い上乗せ効果は認められなかったと報告されており[5]，また CAPOX 療法にイリノテカンを併用した CAPORINOX 療法では奏効率は 37.5%，無増悪生存期間中央値は 8.9 ヶ月，全生存期間中央値は 13.4 ヶ月と報告されている[4]．

1 次治療の後ろ向き研究は 19 編であったが[8-26]，14 編は十二指腸癌を含む小腸癌が対象となっていた[9,10,12-15,17-21,23,24,26]．2 群比較の研究は，切除不能進行空腸・回腸癌を

対象としたベストサポーティブケアと全身薬物療法を比較した研究が 1 編存在するのみである[16]．レジメンはフッ化ピリミジン，オキサリプラチンを用いた併用療法がよく行われており，その他ではシスプラチン，イリノテカン，ゲムシタビンなども報告されている．治療効果についてレジメンごとに比較がされた報告では，フッ化ピリミジン，オキサリプラチンを用いた併用療法では奏効率は 34-42%，無増悪生存期間中央値は 6.9-8.2 ヶ月，全生存期間中央値は 17.8-22.2 ヶ月であるが，フッ化ピリミジンとシスプラチンとの併用では奏効率は 31-38%，無増悪生存期間中央値は 3.8-4.8 ヶ月，全生存期間中央値は 9.3-12.6 ヶ月，フッ化ピリミジンとイリノテカンの併用では奏効率は 9-25%，無増悪生存期間中央値は 5.6-6.0 ヶ月，全生存期間中央値は 9.4-10.6 ヶ月と報告されている[15,18]．

　2 次治療については，ナブパクリタキセルを用いた単群前向き研究が 1 編あり，奏効率は 20%，無増悪生存期間中央値は 3.2 ヶ月，全生存期間中央値は 10.9 ヶ月と報告されている[27]．またパニツムマブを用いた単群前向き研究が計画されたが，9 例が登録された時点で奏効例を認めなかったことにより，途中中止となり，奏効率は 0%，無増悪生存期間中央値は 2.4 ヶ月，全生存期間中央値は 5.7 ヶ月と報告されている[28]．後ろ向き研究としては FOLFIRI 療法について 1 編あり，奏効率は 20%，無増悪生存期間中央値は 3.2 ヶ月，全生存期間中央値は 10.5 ヶ月と報告されている[29]．

　切除不能・再発十二指腸癌を含む小腸癌に全身薬物療法が予後を改善するかについては，単群前向き研究と後ろ向き研究のみであり[30]，ベストサポーティブケアとの RCT が行われておらず，いまだ明確でない．本 CQ に対する答えを得るには，統一した治療レジメンを用いての RCT の実施が必要であるが，上記の結果を踏まえ，全身薬物療法を行う際には，一次治療としてはフッ化ピリミジン，オキサリプラチンをベースにした併用療法が望ましい．

● 参考文献

[1] Jordan K, Kellner O, Kegel T, et al. Phase Ⅱ trial of capecitabine/irinotecan and capecitabine/oxaliplatin in advanced gastrointestinal cancers. Clin Colorectal Cancer. 2004；4：46-50.

[2] Gibson MK, Holcroft CA, Kvols LK, et al. Phase Ⅱ study of 5-fluorouracil, doxorubicin, and mitomycin C for metastatic small bowel adenocarcinoma. Oncologist. 2005；10：132-137.

[3] Overman MJ, Varadhachary GR, Kopetz S, et al. Phase Ⅱ study of capecitabine and oxaliplatin for advanced adenocarcinoma of the small bowel and ampulla of vater. J Clin Oncol. 2009；27：2598-2603.

[4] McWilliams RR, Foster NR, Mahoney MR, et al. North Central Cancer Treatment Group N0543（Alliance）：A phase 2 trial of pharmacogenetic-based dosing of irinotecan, oxaliplatin, and capecitabine as first-line therapy for patients with advanced small bowel adenocarcinoma. Cancer［Internet］. 2017；123：3494-3501.

[5] Gulhati P, Raghav K, Shroff RT, et al. Bevacizumab combined with capecitabine and oxaliplatin in patients with advanced adenocarcinoma of the small bowel or ampulla of vater：a single-center, open-label, phase 2 study. Cancer. 2017；123：1011-1017.

[6] Xiang XJ, Liu YW, Zhang L, et al. A phase Ⅱ study of modified FOLFOX as first-line chemotherapy in advanced small bowel adenocarcinoma. Anticancer Drugs. 2012；23：561-566.

[7] Horimatsu T, Nakayama N, Moriwaki T, et al. A phase Ⅱ study of 5-fluorouracil/L-leucovorin/oxaliplatin（mFOLFOX6）in Japanese patients with metastatic or unresectable small bowel

adenocarcinoma. Int J Clin Oncol. 2017；22：905-912.

[8] Jigyasu D, Bedikian AY, Stroehlein JR. Chemotherapy for primary adenocarcinoma of the small bowel. Cancer. 1984；53：23-25.

[9] Locher C, Malka D, Boige V, et al. Combination chemotherapy in advanced small bowel adenocarcinoma. Oncology. 2005；69：290-294.

[10] Fishman PN, Pond GR, Moore MJ, et al. Natural history and chemotherapy effectiveness for advanced adenocarcinoma of the small bowel: a retrospective review of 113 cases. Am J Clin Oncol. 2006；29：225-231.

[11] Czaykowski P, Hui D. Chemotherapy in small bowel adenocarcinoma: 10-year experience of the British Columbia Cancer Agency. Clin Oncol (R Coll Radiol). 2007；19：143-149.

[12] Overman MJ, Kopetz S, Wen S, Hoff PM, et al. Chemotherapy with 5-fluorouracil and a platinum compound improves outcomes in metastatic small bowel adenocarcinoma. Cancer. 2008；113：2038-2045.

[13] Suenaga M, Mizunuma N, Chin K, et al. Chemotherapy for small-bowel Adenocarcinoma at a single institution. Surg Today. 2009；39：27-31.

[14] Hong SH, Koh YH, Rho SY, et al. Primary adenocarcinoma of the small intestine: presentation, prognostic factors and clinical outcome. Jpn J Clin Oncol. 2009；39：54-61.

[15] Zaanan A, Costes L, Gauthier M, et al. Chemotherapy of advanced small-bowel adenocarcinoma: a multicenter AGEO study. Ann Oncol. 2010；21：1786-1793.

[16] Ogata Y, Yamaguchi K, Sasatomi T, et al. Treatment and outcome in small bowel cancer. Gan To Kagaku Ryoho. 2010；37：1454-1457.

[17] Zhang L, Wang L-Y, Deng Y-M, et al. Efficacy of the FOLFOX/CAPOX regimen for advanced small bowel adenocarcinoma : a three-center study from China. J BUON. 2011；16：689-696.

[18] Tsushima T, Taguri M, Honma Y, et al. Multicenter retrospective study of 132 patients with unresectable small bowel adenocarcinoma treated with chemotherapy. Oncologist. 2012；17：1163-1170.

[19] Yhim HY, Cho SH, Kim SY, et al. Prognostic implications of thymidylate synthase gene polymorphisms in patients with advanced small bowel adenocarcinoma treated with first-line fluoropyrimidine-based chemotherapy. Oncol Rep. 2015；34：155-164.

[20] Duerr D, Ellard S, Zhai Y, et al. A retrospective review of chemotherapy for patients with small bowel adenocarcinoma in british columbia. J Cancer [Internet]. 2016；7：2290-2295. Available from : https://www.cochranelibrary.com/central/doi/10.1002/central/CN-01302201/full

[21] Aydin D, Sendur MA, Kefeli U, et al. Evaluation of prognostic factors and treatment in advanced small bowel adenocarcinoma: report of a multi-institutional experience of Anatolian Society of Medical Oncology (ASMO). J BUON [Internet]. 2016；21：1242-1249. Available from : https://www.cochranelibrary.com/central/doi/10.1002/central/CN-01299064/full

[22] Sakae H, Kanzaki H, Nasu J, et al. The characteristics and outcomes of small bowel adenocarcinoma : a multicentre retrospective observational study. Br J Cancer. 2017；117：1607-1613.

[23] Takayoshi K, Kusaba H, Uenomachi M, et al. Suggestion of added value by bevacizumab to chemotherapy in patients with unresectable or recurrent small bowel cancer. Cancer Chemother Pharmacol. 2017；80：333-342.

[24] Hirao M, Komori M, Nishida T, et al. Clinical use of molecular targeted agents for primary small bowel adenocarcinoma: a multicenter retrospective cohort study by the Osaka gut forum. Oncol Lett. 2017；14：1628-1636.

[25] Makino S, Takahashi H, Haraguchi N, et al. A single institutional analysis of systemic therapy for unresectable or recurrent small bowel adenocarcinoma. Anticancer Res. 2017；37：1495-1500.

[26] Aydin D, Sendur MA, Kefeli U, et al. Evaluation of bevacizumab in advanced small bowel adenocarcinoma. Clin Colorectal Cancer [Internet]. 2017；16：78-83. Available from : https://www.cochranelibrary.com/central/doi/10.1002/central/CN-01338101/full

［27］Overman MJ, Adam L, Raghav K, et al. Phase II study of nab-paclitaxel in refractory small bowel adenocarcinoma and CpG island methylator phenotype（CIMP）-high colorectal cancer. Ann Oncol. 2018；29：139-144.

［28］Gulhati P, Raghav K, Shroff R, et al. Phase II study of panitumumab in RAS wild-type metastatic adenocarcinoma of small bowel or ampulla of Vater. Oncologist［Internet］. 2017；theoncologist. 2017-0568. Available from：http://theoncologist.alphamedpress.org/lookup/doi/10.1634/theoncologist.2017-0568

［29］Zaanan A, Gauthier M, Malka D, et al. Second-line chemotherapy with fluorouracil, leucovorin, and irinotecan（FOLFIRI regimen）in patients with advanced small bowel adenocarcinoma after failure of first-line platinum-based chemotherapy. Cancer. 2011；117：1422-1428.

［30］Nishikawa Y, Hoshino N, Horimatsu T, et al. Chemotherapy for patients with unresectable or metastatic small bowel adenocarcinoma：a systematic review. Int J Clin Oncol. 2020；25：1441-1449.

切除不能・再発十二指腸癌を含む小腸癌に免疫チェックポイント阻害薬は推奨されるか？

▼ ステートメント

MSI-High または dMMR を有する既治療の切除不能・再発十二指腸癌を含む小腸癌に限り，ペムブロリズマブ単剤投与を強く推奨する．

推奨度：行うことを強く推奨する　合意率：行うことを強く推奨する 92%（22/24），弱く推奨する：8%（2/24）　エビデンスの強さ：B

解説　CQ に対して文献検索を行ったところ，PubMed：278 編，Cochrane：28 編，医中誌：82 編が抽出され，それ以外に 2 編の論文が追加された．1 次スクリーニングで 12 編の論文が抽出され，続いて 2 次スクリーニングで 12 編の論文が抽出された．

小腸癌に対しての免疫チェックポイント阻害薬に関する第Ⅲ相比較試験は存在しない．そのため，後ろ向き研究を含む 10 例以上の症例報告を集積した．

十二指腸癌を含む小腸癌におけるマイクロサテライト不安定性 MSI（microsatellite instability）-High（MSI-H）に関して [1-7] はその他の遺伝子検査の報告と合わせて CQ2 参照のこと．

MSI-H を有する固形腫瘍全体を含む小腸癌に対するペムブロリズマブの有効性について 4 論文 [8-11] が報告されており，ペムブロリズマブ単剤投与の奏効率（overall response rate；ORR）は 0-71% であった．

ミスマッチ修復（mismatch-repair；MMR）status 別で既治療の固形腫瘍を対象に，免疫チェックポイント阻害薬の治療を行った第Ⅱ相試験 [8] では，主要評価項目である ORR が MMR deficient（dMMR）の大腸癌群（n=10）で 40%（95%CI：12-74），dMMR の非大腸癌群（n=7）で 71%（95%CI：29-96），MMR proficient（pMMR）の大腸癌群（n=21）で 0%（95%CI：0-20）であった．小腸癌は dMMR の非大腸癌群の中に 2 例含まれており，ORR は 0% であった．

Le DT らの 2017 年の報告 [9] では，dMMR を有する既治療（1 例は未治療）の固形腫瘍 86 例に対するペムブロリズマブ単剤投与の ORR は 53%（95%CI：42-64），その中で小腸癌 5 例の ORR は 80% であった．

大腸癌を除く MSI-H を有する固形腫瘍に対するペムブロリズマブ単剤投与の有効性を検討した KEYNOTE-158 試験 [10] では，MSI-H もしくは dMMR を有する既治療（7 例は未治療）の非大腸癌 233 症例の中で，小腸癌は 19 例（8.2%）含まれていた．主要評価項目の ORR は全体集団で 34.3%（95%CI：28.3-40.8）であり，median progression free survival（mPFS）は 4.1 ヶ月（95%CI：2.4-4.9）であった．小腸癌の ORR は 42.1%（95%CI：20.3-66.5），mPFS は 9.2 ヶ月（95%CI：2.3-not reached）であった．

MSI-H もしくは dMMR を有する固形腫瘍 149 例（そのうち小腸癌は 8 例）に対するペムブロリズマブ単剤投与の統合解析では，全体の ORR は 39.6%（95%CI：31.7-47.9）

であった．小腸癌 8 例の ORR は 38％，奏効期間は 1.9-9.1 ヶ月であった[11]．

　既治療の小腸癌 40 例（十二指腸癌は 24 例）を対象に，ペムブロリズマブ単剤投与の有効性を検討した第Ⅱ相試験が報告されている[12]．主要評価項目である ORR は 8％（95％CI：2-20）であり，主要評価項目を達成することができなかった．MSI 検査を行った 26 例の ORR は，MSI-H 症例（n＝4）で 50％，マイクロサテライト不安定性のない（microsatellite stable；MSS）症例（n＝20）で 10％であった．

　アメリカ食品医薬品局（Food and Drug Administration；FDA）では MSI-H もしくは dMMR 固形腫瘍に対するペムブロリズマブが 2017 年に承認され，本邦でも 2018 年12 月に承認されている．十二指腸癌に関しては，既存の化学療法と比較した第Ⅲ相試験の報告はない．少数例の検討にはなるものの，MSI-H もしくは dMMR 固形腫瘍に対するペムブロリズマブの治療成績は，既存の化学療法の奏効率，安全性と比較して良好であることが示唆される．MSI-H もしくは dMMR を有する十二指腸癌は希少疾患であることを考慮して，本ガイドラインでは MSI-H または dMMR 十二指腸癌に対してペムブロリズマブ単剤投与を強く推奨することとした．

● 参考文献

[1] Vanoli A, Di Sabatino A, Furlan D, et al. Small bowel carcinomas in coeliac or Crohn's disease：clinico-pathological, molecular, and prognostic features. A study from the Small Bowel Cancer Italian Consortium. J Crohns Colitis. 2017；11：942-953.

[2] Meddha S, Zhang L, Nafa K, et al. Reliable pan-cancer microsatellite instability assessment by using targeted next-generation sequencing data. JCO Precis Oncol. 2017；PO.17.00084.

[3] Tokunaga R, Xiu J, Johnston C, et al. Molecular profiling of appendiceal adenocarcinoma and comparison with right-sided and left-sided colorectal cancer. Clin Cancer Res. 2019 15；25：3096-3103.

[4] Quaas A, Heydt C, Waldschmidt D, et al. Alterations in ERBB2 and BRCA and microsatellite instability as new personalized treatment options in small bowel carcinoma. BMC Gastroenterol. 2019；19：21.

[5] Laforest A, Aparicio T, Zaanan A, et al. ERBB2 gene as a potential therapeutic target in small bowel adenocarcinoma. Eur J Cancer. 2014；50：1740-1746.

[6] Salem ME, Puccini A, Grothey A, et al. Landscape of tumor mutation load, mismatch repair deficiency, and PD-L1 expression in a large patient cohort of gastrointestinal cancers. Mol Cancer Res. 2018；16：805-812.

[7] Overman MJ, Pozadzides J, Kopetz S, et al. Immunophenotype and molecular characterisation of adenocarcinoma of the small intestine. Br J Cancer. 2010；102：144-150.

[8] Le DT, Uram JN, Wang H, et al. PD-1 blockade in tumors with mismatch-repair deficiency. N Engl J Med. 2015. 25；372：2509-2520.

[9] Le DT, Durham JN, Smith KN, et al. Mismatch repair deficiency predicts response of solid tumors to PD-1 blockade. Science. 2017；357：409-413.

[10] Marabelle A, Le DT, Ascierto PA, et al. Efficacy of pembrolizumab in patients with noncolorectal high microsatellite instability/mismatch repair-deficient cancer：results from the phase Ⅱ KEYNOTE-158 study. J Clin Oncol. 2020；38：1-10.（JCO.19.02105. Epub 2019 Nov 4）

[11] Lemery S, Keegan P, Pazdur R. First FDA approval agnostic of cancer site-when a biomarker defines the indication. N Engl J Med. 2017；377：1409-1412.

[12] Pedersen K, et al. Presented at：the ESMO 21st World Congress on Gastrointestinal Cancer；July 3-6, 2019；Abstract O-007.

検索式

診断・内視鏡治療 CQ1-1 　　十二指腸癌の疫学について

PubMed 　　　　　　　　　　　　　　　　　　　　　　　　　　　　　2019/5/5

Search	Query	Items found
#1	Search "Duodenal Neoplasms/epidemiology"[majr]	136
#2	Search "Intestinal Neoplasms/epidemiology"[majr] AND "Intestine, Small"[majr]	127
#3	Search #1 or #2	248
#4	Search #3 Filters: Publication date to 2019/03/31	248

医学中央雑誌 　　　　　　　　　　　　　　　　　　　　　　　　　　2019/5/5

#1	（小腸腫瘍/TH）and（SH＝疫学）	33
#2	（#1）and（PDAT＝//:2019/3/31）	33

The Cochrane Library 　　　　　　　　　　　　　　　　　　　　　　2019/5/5

#1	small bowel NEAR/3（cancer OR carcinoma OR adenocarcinoma）:ti	21
#2	duodenal NEAR/3（cancer OR carcinoma OR adenocarcinoma）:ti	3
#3	#1 or #2	24
#4	（epidemiolog* OR incidence）:ti	7,703
#5	#3 and #4	0

診断・内視鏡治療 CQ1-2 　　十二指腸癌のリスクは何か？

PubMed 　　　　　　　　　　　　　　　　　　　　　　　　　　　　　2019/5/6

Search	Query	Items found
#1	Search "Duodenal Neoplasms"[mh] OR "Ileal Neoplasms"[mh] OR "Jejunal Neoplasms"[mh] OR（"Intestinal Neoplasms"[mh] AND "Intestine, Small"[mh]）	17,231
#2	Search "Adenomatous Polyposis Coli/diagnosis"[mh] OR "Adenomatous Polyposis Coli/pathology"[mh]	2,448
#3	Search "Alcohol Drinking"[mh] OR "Helicobacter Infections"[mh] OR "Smoking"[mh] OR "Risk Factors"[mh]	938,070
#4	Search prognostic factor*[tiab]	91,744
#5	Search gastric metaplasia[tiab]	380
#6	Search #2 or #3 or #4 or #5	1,021,677
#7	Search #1 and #6	824
#8	Search #7 Filters: Publication date to 2019/03/31	823

医学中央雑誌 　　　　　　　　　　　　　　　　　　　　　　　　　　2019/5/6

#1	小腸腫瘍/TH	23,809
#2	飲酒/TH or タバコ喫煙/TH or ヘリコバクター感染症/TH or 危険因子/TH or 大腸ポリポーシス-腺腫様/TH or 胃上皮化生/TH	141,321
#3	#1 and #2	348
#4	（#3）and（PDAT＝//:2019/3/31）	348

The Cochrane Library

#1	[mh "Duodenal Neoplasms"] OR [mh "Ileal Neoplasms"] OR [mh "Jejunal Neoplasms"] OR （[mh "Intestinal Neoplasms"] AND [mh "Intestine, Small"]）	87
#2	small bowel NEAR/3 （cancer OR carcinoma OR adenocarcinoma):ti,ab,kw	88
#3	duodenal NEAR/3 （cancer OR carcinoma OR adenocarcinoma):ti,ab,kw	50
#4	#1 or #2 or #3	216
#5	[mh "Alcohol Drinking"] OR [mh "Helicobacter Infections"] OR [mh "Smoking"] OR [mh "Risk Factors"]	29,233
#6	(alcohol OR helicobacter OR smoking OR （(risk OR prognostic) NEXT factor*) OR "gastric metaplasia"):ti,ab,kw	113,718
#7	#5 or #6	113,815
#8	#4 and #7	26
#9	#4 and #7 in Cochrane Reviews, Cochrane Protocols	1
#10	#4 and #7 in Trials	25

診断・内視鏡治療 CQ2-1　　十二指腸腺腫は治療対象か？

PubMed

Search	Query	Items found
#1	Search "Duodenal Neoplasms"[mh] OR Duodenum [mh]	49,446
#2	Search "Precancerous Conditions"[mh]	48,784
#3	Search #1 and #2	223
#4	Search （duodenal [tiab] OR duodenum [tiab]） AND （polyp [tiab] OR polyps [tiab] OR polypo* [tiab] OR adenoma* [tiab] OR tumor [tiab] OR tumors [tiab] OR tumour* [tiab] OR dysplas* [tiab]）	8,688
#5	Search #3 or #4	8,845
#6	Search nonampullary [tiab] OR non-ampullary [tiab]	184
#7	Search "Endoscopy, Gastrointestinal"[mh]	84,733
#8	Search endoscopic* [tiab]	148,504
#9	Search natural course* [tiab] OR natural histor* [tiab]	53,509
#10	Search #7 or #8 or #9	252,788
#11	Search #5 and #6 and #10	122
#12	Search #11 Filters: Publication date to 2019/03/31	121

医学中央雑誌

#1	((@ 十二指腸疾患/TH and @ 腸ポリープ/TH) or 十二指腸ポリープ/AL) or ((@ 十二指腸腫瘍/TH and @ 腺腫/TH) or 十二指腸腺腫/TA) or 十二指腸アデノーマ/TA or 十二指腸病変/TA	1,984
#2	十二指腸腫瘍/TH	11,895
#3	前癌状態/TH	14,843
#4	#2 and #3	37
#5	#1 or #4	2,010
#6	"non-ampullary"/TA or nonampullary/TA or 非乳頭/TA or 非膨大/TA	794
#7	消化管内視鏡法/TH	81,773

#8	内視鏡/TA	180,321
#9	自然史/TA	1,374
#10	#7 or #8 or #9	213,349
#11	#5 and #6 and #10	101
#12	（#11）and（PDAT=//:2019/3/31）	101

The Cochrane Library　　　　　　　　　　　　　　　　　　　　2019/5/13

#1	［mh "Duodenal Neoplasms"］OR［mh Duodenum］	842
#2	［mh "Precancerous Conditions"］	1,419
#3	#1 and #2	1
#4	（（duodenal OR duodenum）NEAR/3（polyp* OR adenoma* OR tumor* OR tumour* OR dysplas*））:ti,ab,kw	113
#5	#3 or #4	114
#6	(nonampullary OR non-ampullary):ti,ab,kw	12
#7	［mh "Endoscopy, Gastrointestinal"］	4,295
#8	endoscopic*:ti,ab,kw	17,711
#9	（natural NEXT（course* OR histor*））:ti,ab,kw	2,728
#10	#7 or #8 or #9	22,835
#11	#5 and #6 and #10	8
#12	#5 and #6 and #10 in Cochrane Reviews, Cochrane Protocols	0
#13	#5 and #6 and #10 in Trials	8

診断・内視鏡治療 CQ2-2　　十二指腸腫瘍における腺腫と癌の鑑別をどのように行うか？

PubMed　　　　　　　　　　　　　　　　　　　　　　　　　　2019/6/24

Search	Query	Items found
#1	Search "Duodenal Neoplasms"［mh］	6,705
#2	Search duodenal cancer*［tiab］OR duodenal tumo*［tiab］OR duodenal carcinoma*［tiab］OR duodenal adenocarcinoma*［tiab］OR duodenal adenoma*［tiab］OR duodenal epithelial tumo*［tiab］	1,682
#3	Search #1 or #2	7,260
#4	Search endoscop*［tiab］OR biops*［tiab］	550,149
#5	Search "Diagnosis, Differential"［mh］OR differentiate［tiab］OR differential［tiab］	901,070
#6	Search Vienna classifi*［tiab］	175
#7	Search #5 or #6	901,231
#8	Search #3 and #4 and #7	208
#9	Search #8 Filters: Publication date to 2019/03/31	207

医学中央雑誌　　　　　　　　　　　　　　　　　　　　　　　2019/6/24

#1	十二指腸腫瘍/TH	12,006
#2	十二指腸腺/AL or 十二指腸アデノーマ/AL or 十二指腸癌/AL or 十二指腸腫瘍/AL or 十二指腸上皮性腫瘍/AL	12,964
#3	#1 or #2	12,964

#4	内視鏡/AL or 生検/AL	553,003
#5	鑑別診断/TH or 鑑別/AL or Vienna 分類/AL or ウィーン分類/AL	183,767
#6	#3 and #4 and #5	252
#7	(#6) and (PDAT=//:2019/3/31)	249

The Cochrane Library   2019/6/24

#1	[mh "Duodenal Neoplasms"]	51
#2	duodenal NEAR/2 (cancer OR carcinoma* OR adenocarcinoma* OR adenoma* OR tumo*):ti,ab,kw	87
#3	#1 OR #2	133
#4	(endoscop* OR biops*):ti,ab,kw	50,809
#5	[mh "Diagnosis, Differential"] OR (differentiate OR differential):ti,ab,kw	15,860
#6	(Vienna NEXT classifi*):ti,ab,kw	13
#7	#5 or #6	15,873
#8	#3 and #4 and #7	2
#9	#3 and #4 and #7 in Cochrane Reviews, Cochrane Protocols	0
#10	#3 and #4 and #7 in Trials	2

診断・内視鏡治療 CQ3-1　　粘膜内癌と粘膜下層癌の鑑別には何が推奨されるか？
PubMed   2019/6/28

Search	Query	Items found
#1	Search "Duodenal Neoplasms" [mh]	6,710
#2	Search duodenal cancer* [tiab] OR duodenal tumo* [tiab] OR duodenal carcinoma* [tiab] OR duodenal adenocarcinoma* [tiab] OR duodenal adenoma* [tiab] OR duodenal epithelial tumo* [tiab]	1,683
#3	Search #1 or #2	7,266
#4	Search endoscop* [tiab] OR endosonograph* [tiab] OR endocytoscop* [tiab]	197,460
#5	Search "Diagnosis, Differential" [mh] OR differentiate [tiab] OR differential [tiab] OR distinguish* [tiab]	1,122,252
#6	Search "Neoplasm Invasiveness" [mh] OR "Neoplasm Staging" [mh]	226,106
#7	Search #5 or #6	1,335,672
#8	Search #3 and #4 and #7	329
#9	Search #8 Filters: Publication date to 2019/03/31	327

医学中央雑誌   2019/6/28

#1	十二指腸腫瘍/TH	12,006
#2	十二指腸腺/AL or 十二指腸アデノーマ/AL or 十二指腸癌/AL or 十二指腸腫瘍/AL or 十二指腸上皮性腫瘍/AL	12,964
#3	#1 or #2	12,964
#4	内視鏡/AL or endocytoscopy/AL	376,498
#5	鑑別診断/TH or 鑑別/AL	183,738
#6	#3 and #4 and #5	238
#7	(#6) and (PDAT=//:2019/3/31)	235

The Cochrane Library

#1	[mh "Duodenal Neoplasms"]	51
#2	duodenal NEAR/2 (cancer OR carcinoma* OR adenocarcinoma* OR adenoma* OR tumo*):ti,ab,kw	87
#3	#1 OR #2	133
#4	(endoscop* OR endosonograph* OR endocytoscop*):ti,ab,kw	25,125
#5	[mh "Diagnosis, Differential"] OR (differentiate OR differential OR distinguish*):ti,ab,kw	20,801
#6	[mh "Neoplasm Invasiveness"] OR [mh "Neoplasm Staging"]	6,570
#7	#5 or #6	27,258
#8	#3 and #4 and #7	3
#9	#3 and #4 and #7 in Cochrane Reviews, Cochrane Protocols	0
#10	#3 and #4 and #7 in Trials	3

診断・内視鏡治療 CQ3-2　　遠隔転移診断に何が推奨されるか？

PubMed

Search	Query	Items found
#1	Search "Duodenal Neoplasms/diagnosis"[mh] OR ("Intestinal Neoplasms/diagnosis"[mh: noexp] AND "Intestine, Small"[mh])	3,382
#2	Search "Lymphatic Metastasis"[mh] OR metastasis [tiab] OR metastases [tiab]	368,658
#3	Search #1 and #2	396
#4	Search duodenal cancer* [tiab] OR duodenal tumo* [tiab] OR duodenal carcinoma* [tiab] OR duodenal adenocarcinoma* [tiab] OR duodenal adenoma* [tiab] OR duodenal epithelial tumo* [tiab]	1,688
#5	Search positron emission tomograph* [tiab] OR computerized tomograph* [tiab] OR computed tomograph* [tiab] OR magnetic resonance [tiab] OR scintigraph* [tiab]	622,299
#6	Search #4 and #5	126
#7	Search #3 or #6	506
#8	Search #7 Filters: Publication date to 2019/03/31	502

医学中央雑誌

#1	(十二指腸腫瘍/MTH) and (SH=診断, 画像診断, X線診断, 放射性核種診断, 超音波診断)	1,556
#2	(腫瘍転移/TH or 転移/AL)	264,998
#3	#1 and #2	272
#4	(#3) and (PDAT=//:2019/3/31)	271

The Cochrane Library

#1	[mh "Duodenal Neoplasms"/DI,DG] OR ([mh^"Intestinal Neoplasms"/DI,DG] AND [mh "Intestine, Small"])	9
#2	[mh "Lymphatic Metastasis"] OR (metastasis OR metastases):ti,ab,kw	23,068
#3	#1 and #2	1
#4	(duodenal NEAR/2 (cancer OR carcinoma* OR adenocarcinoma* OR adenoma* OR tumo*)):ti,ab,kw	87

#5	(“positron emission” OR tomograph* OR “magnetic resonance” OR scintigraph*):ti,ab,kw	51,304
#6	#4 and #5	2
#7	#3 or #6	3
#8	#3 or #6 in Cochrane Reviews, Cochrane Protocols	0
#9	#3 or #6 in Trials	3

診断・内視鏡治療 CQ4-1　　十二指腸腫瘍に対する各種内視鏡治療の適応基準は何か？

PubMed　　　　　　　　　　　　　　　　　　　　　　　　　　　2019/7/8

Search	Query	Items found
#1	Search “Duodenal Neoplasms”[mh]	6,717
#2	Search duodenal cancer [tiab] OR duodenal carcinoma [tiab] OR duodenal adenocarcinoma [tiab]	850
#3	Search #1 OR #2	6,991
#4	Search “Endoscopy, Gastrointestinal”[mh] OR (endoscop* [tiab] AND (resection* [tiab] OR dissection* [tiab]))	106,377
#5	Search “Treatment Outcome”[mh] OR “Postoperative Complications”[mh]	1,411,216
#6	Search outcome* [tiab] OR complication* [tiab]	2,287,373
#7	Search #5 OR #6	3,137,363
#8	Search #3 AND #4 AND #7	377
#9	Search #8 Filters: Publication date to 2019/03/31	375

医学中央雑誌　　　　　　　　　　　　　　　　　　　　　　　　　　2019/7/8

#1	十二指腸腫瘍/MTH	5,498
#2	十二指腸癌/TA or 十二指腸腺癌/TA or 十二指腸腫瘍/TA	3,033
#3	#1 or #2	7,134
#4	消化管内視鏡法/MTH	42,003
#5	内視鏡/AL and（切除/AL or 剥離/AL）	100,270
#6	#4 or #5	123,172
#7	治療成績/TH or 術後合併症/TH	556,664
#8	成績/AL or 術後合併/AL	651,016
#9	#7 or #8	725,390
#10	#3 and #6 and #9	335
#11	(#10) and（PDAT=//:2019/3/31）	335

The Cochrane Library　　　　　　　　　　　　　　　　　　　　　2019/7/8

#1	[mh “Duodenal Neoplasms”]	51
#2	duodenal NEAR/3（cancer OR carcinoma OR adenocarcinoma):ti,ab,kw	50
#3	#1 or #2	99
#4	[mh “Endoscopy, Gastrointestinal”]	4,326
#5	(endoscop* AND（resection* OR dissection*)):ti,ab,kw	2,810
#6	#4 or #5	6,849
#7	[mh “Treatment Outcome”] OR [mh “Postoperative Complications”]	157,254

#8	(outcome* OR complication*):ti,ab,kw	592,836
#9	#7 or #8	606,365
#10	#3 and #6 and #9	4
#11	#3 and #6 and #9 in Cochrane Reviews, Cochrane Protocols	0
#12	#3 and #6 and #9 in Trials	4

診断・内視鏡治療 CQ4-2　　各種内視鏡治療の術者・施設要件は何か？

PubMed　　　　　　　　　　　　　　　　　　　　　　　　　　　　2019/7/18

Search	Query	Items found
#1	Search "Duodenal Neoplasms"[mh] OR "Ileal Neoplasms"[mh] OR "Jejunal Neoplasms"[mh] OR ("Intestinal Neoplasms"[mh] AND "Intestine, Small"[mh])	17,326
#2	Search small bowel cancer [tiab] OR small bowel carcinoma [tiab] OR small bowel adenocarcinoma [tiab] OR duodenal cancer [tiab] OR duodenal carcinoma [tiab] OR duodenal adenocarcinoma [tiab]	1,420
#3	Search #1 OR #2	17,826
#4	Search "Hospitals, High-Volume"[mh] OR "Hospitals, Low-Volume"[mh] OR "Learning curve"[mh]	4,122
#5	Search "hospital volume"[tiab] OR "high volume"[tiab] OR "low volume"[tiab] OR "case volume"[tiab] OR "surgeon volume"[tiab] OR "learning curve"[tiab]	29,969
#6	Search #4 OR #5	31,240
#7	Search #3 AND #6	25
#8	Search duoden*[tiab]	89,637
#9	Search "Endoscopy, Gastrointestinal"[mh] OR (endoscop*[tiab] AND (resection [tiab] OR dissection [tiab]))	105,819
#10	Search laparoscop*[tiab] AND endoscop*[tiab]	12,995
#11	Search cooperat*[tiab] OR co-operat*[tiab] OR collaborat*[tiab] OR assist*[tiab] OR combin*[tiab]	2,268,285
#12	Search surgery [tiab] OR surgical [tiab]	1,736,937
#13	Search #10 AND #11 AND #12	2,376
#14	Search LECS [tiab] OR EMR [tiab] OR ESD [tiab]	10,917
#15	Search #13 OR #14	13,151
#16	Search #8 AND #9 AND #15	233
#17	Search #7 OR #16	258
#18	Search #17 Filters: Publication date to 2019/03/31	252

医学中央雑誌　　　　　　　　　　　　　　　　　　　　　　　　　　2019/7/18

#1	小腸腫瘍/TH	24,143
#2	十二指腸癌/TA or 小腸癌/TA or 回腸癌/TA or 空腸癌/TA or 十二指腸腺癌/TA or 小腸腺癌/TA or 回腸腺癌/TA or 空腸腺癌/TA or 十二指腸腫瘍/TA or 小腸腫瘍/TA or 回腸腫瘍/TA or 空腸腫瘍/TA	7,681
#3	#1 or #2	26,580
#4	症例数の多い病院/TH or 症例数の少ない病院/TH or 学習曲線/TH	752
#5	症例数/AL or 手術数/AL or 学習曲線/AL	8,028
#6	#4 or #5	8,028

#7	#3 and #6	13
#8	十二指腸/AL	90,035
#9	内視鏡/AL and（切除/AL or 剥離/AL）	100,500
#10	腹腔鏡内視鏡合同手術/AL or LECS/AL	1,054
#11	EMR/AL or ESD/AL	17,695
#12	#10 or #11	18,683
#13	治療成績/TH or 治療成績/AL	378,078
#14	#8 and #9 and #12 and #13	138
#15	#7 or #14	150
#16	(#15) and（PDAT=//:2019/3/31）	149

The Cochrane Library   2019/7/18

#1	[mh "Duodenal Neoplasms"] OR [mh "Ileal Neoplasms"] OR [mh "Jejunal Neoplasms"] OR ([mh "Intestinal Neoplasms"] AND [mh "Intestine, Small"])	87
#2	"small bowel" NEAR/3（cancer OR carcinoma OR adenocarcinoma）:ti,ab,kw	34
#3	duodenal NEAR/3（cancer OR carcinoma OR adenocarcinoma）:ti,ab,kw	50
#4	#1 or #2 or #3	163
#5	[mh "Hospitals, High-Volume"] OR [mh "Hospitals, Low-Volume"] OR [mh "Learning curve"]	168
#6	("hospital volume" OR "high volume" OR "low volume" OR "case volume" OR "surgeon volume" OR "learning curve"):ti,ab,kw	3,312
#7	#5 or #6	3,312
#8	#4 and #7	1
#9	duoden*:ti,ab,kw	7,426
#10	(endoscop* and（resection OR dissection）):ti,ab,kw	2,775
#11	(laparoscop* AND endoscop*):ti,ab,kw	1,527
#12	(cooperat* OR co-operat* OR collaborat* OR assist* OR combin*):ti,ab,kw	293,634
#13	(surgery OR surgical):ti,ab,kw	217,177
#14	#11 and #12 and #13	366
#15	(LECS OR EMR OR ESD):ti,ab,kw	1,566
#16	#14 or #15	1,915
#17	#9 AND #10 AND #16	25
#18	#8 or #17	26
#19	#18 in Trials	26

診断・内視鏡治療 CQ5　　表在性非乳頭部十二指腸上皮性腫瘍に対する内視鏡治療後の偶発症予防は推奨されるか？

PubMed   2019/7/9

Search	Query	Items found
#1	Search "Duodenal Neoplasms"[mh]	6,717
#2	Search duodenal cancer*［tiab］OR duodenal tumo*［tiab］OR duodenal carcinoma*［tiab］OR duodenal adenocarcinoma*［tiab］OR duodenal adenoma*［tiab］OR duodenal epithelial tumo*［tiab］	1,688

#3	Search #1 or #2	7,278
#4	Search "Endoscopy, Gastrointestinal"[mh] OR (endoscop* [tiab] AND (resection* [tiab] OR dissection* [tiab]))	106,377
#5	Search "Postoperative Complications"[mh] OR "Intestinal Perforation"[mh] OR complication* [tiab] OR bleed* [tiab] OR perforation* [tiab] OR adverse [tiab] OR complications [sh] OR "adverse effects"[sh]	4,994,967
#6	Search "Wound Closure Techniques"[mh] OR prevent* [tiab] OR prophyla* [tiab] OR closure* [tiab] OR shield* [tiab] OR sutur* [tiab] OR "prevention and control"[sh]	2,464,117
#7	Search #3 and #4 and #5 and #6	85
#8	Search #7 Filters: Publication date to 2019/03/31	83

医学中央雑誌   2019/7/10

#1	十二指腸腫瘍/MTH	5,498
#2	十二指腸癌/TA or 十二指腸腺/TA or 十二指腸腫瘍/TA	3,452
#3	#1 or #2	7,394
#4	消化管内視鏡法/MTH	42,003
#5	内視鏡/TA and（切除/TA or 剥離/TA）	34,373
#6	#4 or #5	69,618
#7	術後合併症/MTH or 腸穿孔/MTH	73,178
#8	合併/TA or 出血/TA or 穿孔/TA or 有害/TA or 偶発/TA	631,067
#9	#7 or #8	682,885
#10	予防/AL or 防止/AL or 閉鎖/AL or 縫合/AL or シールド/AL or 吻合/TA or 縫縮/TA	745,993
#11	#3 and #6 and #9 and #10	111
#12	（#11）and（PDAT=//:2019/3/31）	111

The Cochrane Library   2019/7/10

#1	[mh "Duodenal Neoplasms"]	51
#2	(duodenal NEAR/3 (cancer OR carcinoma OR adenocarcinoma OR adenoma OR tumo*)):ti,ab,kw	93
#3	#1 or #2	138
#4	[mh "Endoscopy, Gastrointestinal"]	4,326
#5	(endoscop* AND (resection* OR dissection*)):ti,ab,kw	2,810
#6	#4 or #5	6,849
#7	[mh "Postoperative Complications"] OR [mh "Intestinal Perforation"]	36,948
#8	(complication* OR bleed* OR perforation* OR adverse):ti,ab,kw	409,029
#9	#7 or #8	417,547
#10	[mh "Wound Closure Techniques"]	2,214
#11	(prevent* OR prophyla* OR closure* OR shield* OR sutur*):ti,ab,kw	235,174
#12	#10 or #11	235,353
#13	#3 and #6 and #9 and #12	4
#14	#3 and #6 and #9 and #12 in Cochrane Reviews, Cochrane Protocols	0
#15	#3 and #6 and #9 and #12 in Trials	4

診断・内視鏡治療 CQ6-1　　　内視鏡治療後に外科的治療を行う推奨基準は何か？

PubMed　　　　　　　　　　　　　　　　　　　　　　　　　　　　　2019/7/12

Search	Query	Items found
#1	Search "Duodenal Neoplasms"[mh]	6,719
#2	Search duodenal cancer* [tiab] OR duodenal tumo* [tiab] OR duodenal carcinoma* [tiab] OR duodenal adenocarcinoma* [tiab] OR duodenal adenoma* [tiab] OR duodenal epithelial tumo* [tiab]	1,688
#3	Search #1 or #2	7,280
#4	Search dysplasia* [tiab] OR node metastas* [tiab] OR nodes metastas* [tiab] OR nodal metastas* [tiab] OR positive resection margin* [tiab] OR lymphadenectom* [tiab] OR recurren* [tiab] OR relapse* [tiab]	762,214
#5	Search surgery [tiab] OR surgical* [tiab] OR resection* [tiab] OR dissection* [tiab] OR pancreaticodeuodenectom* [tiab]	1,949,256
#6	Search survival* [tiab] OR morbidity [tiab] OR mortality [tiab] OR prognos* [tiab] OR postoperative* [tiab]	2,300,938
#7	Search #3 and #4 and #5 and #6	394
#8	Search reresect* [tiab] OR reoperati* [tiab] OR resurg* [tiab] OR redissect* [tiab]	39,868
#9	Search #3 and #8	44
#10	Search #7 or #9	424
#11	Search #10 Filters: Publication date to 2019/03/31	420

医学中央雑誌　　　　　　　　　　　　　　　　　　　　　　　　　　　2019/7/12

#1	十二指腸腫瘍/MTH	5,498
#2	十二指腸癌/TA or 十二指腸腺/TA or 十二指腸腫瘍/TA	3,452
#3	#1 or #2	7,394
#4	消化管内視鏡法/MTH	42,003
#5	内視鏡/TA and（手術/TA or 切除/TA or 剥離/TA）	58,403
#6	#4 or #5	92,238
#7	早期/TA	213,737
#8	異形成/TA or 高分化/TA or 節転移/TA or 再発/TA	239,754
#9	#3 and #6 and #7 and #8	87
#10	（#9）and（PDAT=//:2019/3/31）	87

The Cochrane Library　　　　　　　　　　　　　　　　　　　　　　2019/7/12

#1	[mh "Duodenal Neoplasms"]	51
#2	(duodenal NEAR/3 (cancer OR carcinoma OR adenocarcinoma OR adenoma OR tumo*)):ti,ab,kw	93
#3	#1 or #2	138
#4	(dysplasia* OR ((node OR nodes OR nodal) NEXT metastas*) OR "positive resection margin" OR lymphadenectom* OR recurren* OR relapse*):ti,ab,kw	92,443
#5	(surgery OR surgical* OR resection* OR dissection* OR pancreaticodeuodenectom*):ti,ab,kw	225,260
#6	(survival* OR morbidity OR mortality OR prognos* OR postoperative*):ti,ab,kw	279,484
#7	#3 and #4 and #5 and #6	10

| #8 | #3 and #4 and #5 and #6 in Cochrane Reviews, Cochrane Protocols | 0 |
| #9 | #3 and #4 and #5 and #6 in Trials | 10 |

診断・内視鏡治療 CQ6-2　　内視鏡治療後局所再発ならびに異時性多発の早期発見のために，内視鏡によるサーベイランスは推奨されるか？

PubMed   2019/7/14

Search	Query	Items found
#1	Search "Duodenal Neoplasms"[mh]	6,720
#2	Search duodenal cancer* [tiab] OR duodenal tumo* [tiab] OR duodenal carcinoma* [tiab] OR duodenal adenocarcinoma* [tiab] OR duodenal adenoma* [tiab] OR duodenal epithelial tumo* [tiab]	1,689
#3	Search #1 or #2	7,282
#4	Search "Endoscopy, Gastrointestinal"[mh] OR (endoscop* [tiab] AND (resection* [tiab] OR dissection* [tiab]))	106,438
#5	Search surveillance* [tiab] OR long term [tiab] OR longterm [tiab] OR follow-up [tiab] OR followup [tiab]	1,647,172
#6	Search #3 and #4 and #5	266
#7	Search #6 Filters: Publication date to 2019/03/31	264

医学中央雑誌   2019/7/14

#1	十二指腸腫瘍/MTH	5,498
#2	十二指腸癌/TA or 十二指腸腺癌/TA or 十二指腸腫瘍/TA	3,033
#3	#1 or #2	7,134
#4	消化管内視鏡法/MTH	42,003
#5	内視鏡/AL and （切除/AL or 剥離/AL）	100,270
#6	#4 or #5	123,172
#7	長期/TA or 追跡/TA	224,044
#8	surveillance*/TA or "long term"/TA or longterm/TA or follow-up/TA or followup/TA or サーベイランス/TA or フォローアップ/TA	25,177
#9	追跡研究/TH	17,243
#10	#7 or #8 or #9	251,812
#11	#3 and #6 and #10	68
#12	（#11）and （PDAT=//:2019/3/31）	67

The Cochrane Library   2019/7/14

#1	[mh "Duodenal Neoplasms"]	51
#2	(duodenal NEAR/3 (cancer OR carcinoma OR adenocarcinoma OR adenoma OR tumo*)):ti,ab,kw	93
#3	#1 or #2	138
#4	[mh "Endoscopy, Gastrointestinal"]	4,326
#5	(endoscop* AND (resection* OR dissection*)):ti,ab,kw	2,810
#6	#4 or #5	6,849
#7	(surveillance* OR "long term" OR longterm OR "follow-up" OR followup):ti,ab,kw	278,606
#8	#3 and #6 and #7	5

| #9 | #3 and #6 and #7 in Cochrane Reviews, Cochrane Protocols | 0 |
| #10 | #3 and #6 and #7 in Trials | 5 |

外科治療 CQ1　　十二指腸癌に対する外科的治療においてリンパ節郭清は推奨されるか？

PubMed　　　　　　　　　　　　　　　　　　　　　　　　　　　2019/6/19

Search	Query	Items found
#1	"Duodenal Neoplasms"[mh]	6,700
#2	duodenal cancer [tiab] OR duodenal carcinoma [tiab] OR duodenal adenocarcinoma [tiab]	843
#3	#1 OR #2	6,967
#4	"Lymph Node Excision"[mh]	45,517
#5	lymphadenectom* [tiab]	16,557
#6	lymph node* [tiab] AND (excision* [tiab] OR dissection* [tiab] OR resection [tiab])	45,405
#7	#4 OR #5 OR #6	79,250
#8	#3 AND #7	329
#9	#8 Filters: Publication date to 2019/03/31	327

医学中央雑誌　　　　　　　　　　　　　　　　　　　　　　　　　2019/6/19

#1	十二指腸腫瘍/TH	12,006
#2	十二指腸癌/TA or 十二指腸腺癌/TA or 十二指腸腫瘍/TA	3,032
#3	#1 or #2	12,611
#4	リンパ節切除/TH	50,849
#5	リンパ節郭清/AL or リンパ節切除/AL or リンパ節摘出/AL	48,446
#6	#4 or #5	58,120
#7	#3 and #6	340
#8	(#7) and (PDAT=//:2019/3/31)	339

The Cochrane Library　　　　　　　　　　　　　　　　　　　　2019/6/19

#1	[mh "Duodenal Neoplasms"]	51
#2	duodenal NEAR/3 (cancer OR carcinoma OR adenocarcinoma):ti,ab,kw	50
#3	#1 or #2	99
#4	[mh "Lymph Node Excision"]	1,252
#5	lymphadenectom*:ti,ab,kw	1,489
#6	(("lymph node" OR "lymph nodes") AND (excision* OR dissection* OR resection)):ti,ab,kw	4,737
#7	#4 or #5 or #6	5,457
#8	#3 and #7 in Trials	3

外科治療 CQ2　深達度や占居部位を考慮し，膵頭十二指腸切除術以外の術式を行うことは推奨されるか？

PubMed　　　　　　　　　　　　　　　　　　　　　　　　　　2019/6/20

Search	Query	Items found
#1	Search "Duodenal Neoplasms"[mh]	6,702
#2	Search duodenal cancer [tiab] OR duodenal carcinoma [tiab] OR duodenal adenocarcinoma [tiab]	844
#3	Search #1 OR #2	6,970
#4	Search "Pancreaticoduodenectomy"[mh] OR "Duodenal Neoplasms/surgery"[mh]	9,421
#5	Search pancreaticoduodenectom* [tiab] OR pancreatoduodenectom* [tiab] OR duodenopancreatectom* [tiab]	9,551
#6	Search partial resection [tiab] OR segmental resection [tiab] OR limited resection [tiab] OR simple resection [tiab]	8,134
#7	Search distal gastrectom* [tiab] OR duodenectom* [tiab]	3,000
#8	Search #4 OR #5 OR #6 OR #7	23,628
#9	Search Neoplasm Grading [mh] OR Neoplasm Staging [mh] OR Neoplasm Invasiveness [mh]	235,821
#10	Search grade [tiab] OR grading [tiab] OR size [tiab] OR stage [tiab] OR stages [tiab] OR staging [tiab]	2,094,373
#11	Search #9 OR #10	2,199,743
#12	Search #3 AND #8 AND #11	707
#13	Search #12 Filters: Publication date to 2019/03/31	705

医学中央雑誌　　　　　　　　　　　　　　　　　　　　　　　　2019/6/20

#1	十二指腸腫瘍/TH	12,006
#2	十二指腸癌/TA or 十二指腸腺癌/TA or 十二指腸腫瘍/TA	3,032
#3	#1 or #2	12,611
#4	膵頭十二指腸切除/TH	20,105
#5	（十二指腸腫瘍/TH）and（SH=外科的療法）	5,223
#6	膵頭十二指腸切除/AL or 膵十二指腸切除/AL or 十二指腸膵切除/AL or 幽門側胃切除/AL	32,230
#7	縮小手術/AL or 十二指腸切除/AL or 部分切除/AL or 分節切除/AL	52,240
#8	#4 or #5 or #6 or #7	62,916
#9	腫瘍悪性度/TH or 腫瘍進行度/TH or 腫瘍侵入性/TH	87,602
#10	深達度/AL or 占拠部位/AL or 占居部位/AL or ステージ/AL or 病期/AL or 悪性度/AL	65,686
#11	#9 or #10	136,276
#12	#3 and #8 and #11	577
#13	（#12）and（PDAT=//:2019/3/31）	574

The Cochrane Library　　　　　　　　　　　　　　　　　　　　2019/6/20

#1	[mh "Duodenal Neoplasms"]	51
#2	duodenal NEAR/3（cancer OR carcinoma OR adenocarcinoma):ti,ab,kw	50
#3	#1 or #2	99

#4	[mh "Pancreaticoduodenectomy"] OR "Duodenal Neoplasms/surgery"[mh]	238
#5	(pancreaticoduodenectom* OR pancreatoduodenectom* OR duodenopancreatectom*):ti,ab,kw	958
#6	("partial resection" OR "segmental resection" OR "limited resection" OR "simple resection"):ti,ab,kw	216
#7	("distal gastrectom*" OR duodenectom*):ti,ab,kw	41
#8	#4 or #5 or #6 OR #7	1,181
#9	[mh "Neoplasm Grading"] OR [mh "Neoplasm Staging"] OR [mh "Neoplasm Invasiveness"]	6,760
#10	(grade OR grading OR size OR stage OR stages OR staging):ti,ab,kw	175,794
#11	#9 OR #10	176,014
#12	#3 AND #8 AND #11 in Trials	11

外科治療 CQ3　　十二指腸癌外科切除後の再発診断にはどのようなフォローアップが推奨されるか？

PubMed　　　　　　　　　　　　　　　　　　　　　　　　　　　　　　2019/6/24

Search	Query	Items found
#1	Search "Duodenal Neoplasms"[mh]	6,705
#2	Search duodenal cancer [tiab] OR duodenal carcinoma [tiab] OR duodenal adenocarcinoma [tiab] OR "small bowel cancer"[tiab]	1,021
#3	Search #1 OR #2	7,133
#4	Search after [tiab] AND resection [tiab]	122,835
#5	Search "Follow-Up Studies"[mh] OR "Treatment Outcome"[mh] OR "Survival Rate"[mh]	1,512,488
#6	Search "follow-up"[tiab] OR survival [tiab]	1,642,733
#7	Search #5 OR #6	2,575,778
#8	Search #3 AND #4 AND #7	325
#9	Search #8 Filters: Publication date to 2019/03/31	323

医学中央雑誌　　　　　　　　　　　　　　　　　　　　　　　　　　　2019/6/24

#1	十二指腸腫瘍/TH	12,006
#2	十二指腸癌/TA or 十二指腸腺癌/TA or 十二指腸腫瘍/TA	3,032
#3	#1 or #2	12,611
#4	術後期/TH or 術後/AL or 切除後/AL	633,377
#5	追跡研究/TH or 治療成績/TH or 生存率/TH	373,248
#6	フォローアップ/AL or 追跡/AL or 生存/AL	162,830
#7	#5 or #6	482,212
#8	#3 and #4 and #7	258
#9	(#8) and （PDAT=//:2019/3/31)	256

The Cochrane Library   2019/6/24

#1	[mh "Duodenal Neoplasms"]	51
#2	duodenal NEAR/3（cancer OR carcinoma OR adenocarcinoma）:ti,ab,kw	50
#3	#1 or #2	99
#4	(after AND resection):ti,ab,kw	11,868
#5	[mh "Follow-Up Studies"] OR [mh "Treatment Outcome"] OR [mh "Survival Rate"]	164,611
#6	("follow-up" OR survival):ti,ab,kw	279,406
#7	#5 OR #6	355,737
#8	#3 AND #4 AND #7 in Trials	2

内視鏡・外科治療 CQ1   閉塞症状を伴う切除不能十二指腸癌に対する消化管吻合術や内視鏡的ステント挿入は推奨されるか？

PubMed   2019/6/28

Search	Query	Items found
#1	Search "Duodenal Neoplasms"[mh]	6,710
#2	Search duodenal cancer [tiab] OR duodenal carcinoma [tiab] OR duodenal adenocarcinoma [tiab]	845
#3	Search #1 or #2	6,979
#4	Search "Palliative Care"[mh] OR palliat* [tiab]	90,802
#5	Search #3 and #4	308
#6	Search #5 Filters: Publication date to 2019/03/31	307

医学中央雑誌   2019/6/28

#1	十二指腸腫瘍/TH	12,006
#2	十二指腸癌/TA or 十二指腸腺癌/TA or 十二指腸腫瘍/TA	3,032
#3	#1 or #2	12,611
#4	緩和ケア/TH or 緩和/AL or palliative/AL or 姑息/AL	66,119
#5	#3 and #4	73
#6	(#5) and (PDAT=//:2019/3/31)	73

The Cochrane Library   2019/6/28

#1	[mh "Duodenal Neoplasms"]	51
#2	duodenal NEAR/3（cancer OR carcinoma OR adenocarcinoma）:ti,ab,kw	50
#3	#1 OR #2	99
#4	[mh "Palliative Care"] OR (palliat*:ti,ab,kw)	7,216
#5	#3 and #4	10
#6	#3 and #4 in Cochrane Reviews, Cochrane Protocols	0
#7	#3 and #4 in Trials	10

薬物療法 CQ1　　切除可能十二指腸癌を含む小腸癌に周術期補助療法を行うことは推奨されるか？

PubMed　　　　　　　　　　　　　　　　　　　　　　　　　　　　　2019/5/4

Search	Query	Items found
#1	Search "Duodenal Neoplasms"[mh] OR "Ileal Neoplasms"[mh] OR "Jejunal Neoplasms"[mh] OR（"Intestinal Neoplasms"[mh] AND "Intestine, Small"[mh]）	17,231
#2	Search small bowel cancer [tiab] OR small bowel carcinoma [tiab] OR small bowel adenocarcinoma [tiab] OR duodenal cancer [tiab] OR duodenal carcinoma [tiab] OR duodenal adenocarcinoma [tiab]	1,399
#3	Search #1 or #2	17,717
#4	Search adjuvant chemo* [tiab] OR adjuvant radio* [tiab] OR neoadjuvant chemo* [tiab] OR neoadjuvant radio* [tiab] OR chemoradio* [tiab] OR radiochemo* [tiab] OR perioperative chemo* [tiab] OR perioperative radio* [tiab]	61,246
#5	Search "Combined Modality Therapy"[mh: NoExp] OR "Chemoradiotherapy"[mh] OR "Chemotherapy, Adjuvant"[mh] OR "Neoadjuvant Therapy"[mh] OR "Radiotherapy, Adjuvant"[mh]	225,909
#6	Search #4 or #5	252,067
#7	Search #3 and #6	620
#8	Search #7 Filters: Publication date to 2019/03/31	619

医学中央雑誌　　　　　　　　　　　　　　　　　　　　　　　　　　　2019/5/4

#1	小腸腫瘍/TH	23,809
#2	十二指腸癌/TA or 小腸癌/TA or 回腸癌/TA or 空腸癌/TA or 十二指腸腺癌/TA or 小腸腺癌/TA or 回腸腺癌/TA or 空腸腺癌/TA or 十二指腸腫瘍/TA or 小腸腫瘍/TA or 回腸腫瘍/TA or 空腸腫瘍/TA	7,527
#3	#1 or #2	26,175
#4	@集学的治療/TH or アジュバント化学療法/TH or @アジュバント放射線療法/TH or 術中放射線療法/TH or ネオアジュバント療法/TH or 放射線化学療法/TH	89,644
#5	アジュバント/TA or 放射線化学/TA or 化学放射線/TA	21,128
#6	#4 or #5	96,018
#7	#3 and #6	763
#8	（#7）and（PDAT=//:2019/3/31）	763

The Cochrane Library　　　　　　　　　　　　　　　　　　　　　　2019/5/4

#1	[mh "Duodenal Neoplasms"] OR [mh "Ileal Neoplasms"] OR [mh "Jejunal Neoplasms"] OR（[mh "Intestinal Neoplasms"] AND [mh "Intestine, Small"]）	87
#2	"small bowel" NEAR/3（cancer OR carcinoma OR adenocarcinoma):ti,ab,kw	32
#3	duodenal NEAR/3（cancer OR carcinoma OR adenocarcinoma):ti,ab,kw	50
#4	#1 or #2 or #3	161
#5	[mh "Combined Modality Therapy"]	20,398
#6	(adjuvant NEXT（chemo* OR radio*)):ti,ab,kw OR（neoadjuvant NEXT（chemo* OR radio*)):ti,ab,kw OR（chemoradio* OR radiochemo*):ti,ab,kw OR（perioperative NEXT chemo*):ti,ab,kw	15,666
#7	#5 or #6	32,782
#8	#4 and #7 in Cochrane Reviews	1
#9	#4 and #7 in Trials	18

薬物療法 CQ2　　切除不能・再発十二指腸癌を含む小腸癌に MSI 検査，HER2 検査，RAS 遺伝子検査は推奨されるか？

PubMed　　　　　　　　　　　　　　　　　　　　　　　　　　　　　　2019/5/5

Search	Query	Items found
#1	Search "Duodenal Neoplasms"[mh] OR "Ileal Neoplasms"[mh] OR "Jejunal Neoplasms"[mh] OR ("Intestinal Neoplasms"[mh] AND "Intestine, Small"[mh])	17,231
#2	Search small bowel cancer [tiab] OR small bowel carcinoma [tiab] OR small bowel adenocarcinoma [tiab] OR duodenal cancer [tiab] OR duodenal carcinoma [tiab] OR duodenal adenocarcinoma [tiab]	1,399
#3	Search #1 or #2	17,717
#4	Search "Microsatellite Instability"[mh] OR microsatellite instabilit* [tiab]	7,723
#5	Search mismatch repair [tiab] AND (deficien* [tiab] OR defect* [tiab] OR loss [tiab])	5,073
#6	Search "ras Proteins"[mh] OR "Receptor, ErbB-2"[mh]	42,074
#7	Search KRAS [tiab] OR k-ras [tiab] OR BRAF [tiab] OR ERBB2 [tiab] OR erbb-2 [tiab] OR HER2 [tiab] OR her-2 [tiab]	61,864
#8	Search "Genetic Testing"[mh] OR "Gene Expression Profiling"[mh] OR "DNA Mutational Analysis"[mh] OR "Comparative Genomic Hybridization"[mh]	218,302
#9	Search genomic profiling* [tiab] OR genetic profiling* [tiab] OR genomic testing* [tiab] OR genetic testing* [tiab]	21,165
#10	Search #4 or #5 or #6 or #7 or #8 or #9	311,041
#11	Search #3 and #10	279
#12	Search #11 Filters: Publication date to 2019/03/31	278

医学中央雑誌　　　　　　　　　　　　　　　　　　　　　　　　　　　　　2019/5/5

#1	小腸腫瘍/TH	23,809
#2	十二指腸癌/TA or 小腸癌/TA or 回腸癌/TA or 空腸癌/TA or 十二指腸腺癌/TA or 小腸腺癌/TA or 回腸腺癌/TA or 空腸腺癌/TA or 十二指腸腫瘍/TA or 小腸腫瘍/TA or 回腸腫瘍/TA or 空腸腫瘍/TA	7,527
#3	#1 or #2	26,175
#4	マイクロサテライト不安定性/TH or マイクロサテライト不安定性/TA or "Microsatellite Instability"/TA	1,570
#5	ミスマッチ修復/TH or ミスマッチ修復/TA or "mismatch repair"/TA	1,113
#6	"ras Proteins"/TH or "ErbB-2 Receptor"/TH	10,681
#7	KRAS/TA and k-ras/TA or BRAF/TA or ERBB2/TA or erbb-2/TA or HER2/TA or her-2/TA	8,907
#8	遺伝学的検査/TH or 遺伝子発現プロファイリング/TH or DNA 変異分析/TH or 比較ゲノムハイブリダイゼーション/TH	38,100
#9	遺伝子検査/TA or 遺伝子発現/TA or 遺伝子解析/TA	43,842
#10	#4 or #5 or #6 or #7 or #8 or #9	89,834
#11	#3 and #10	121
#12	(#11) and (PDAT=//:2019/3/31)	121

The Cochrane Library   2019/5/5

#1	[mh "Duodenal Neoplasms"] OR [mh "Ileal Neoplasms"] OR [mh "Jejunal Neoplasms"] OR ([mh "Intestinal Neoplasms"] AND [mh "Intestine, Small"])	87
#2	small bowel NEAR/3 (cancer OR carcinoma OR adenocarcinoma):ti,ab,kw	32
#3	duodenal NEAR/3 (cancer OR carcinoma OR adenocarcinoma):ti,ab,kw	50
#4	#1 or #2 or #3	161
#5	[mh "Microsatellite Instability"] OR (microsatellite NEXT instabilit*):ti,ab,kw	196
#6	("mismatch repair" NEAR/3 (deficien* OR defect* OR loss)):ti,ab,kw	101
#7	[mh "ras Proteins"] OR [mh "Receptor, ErbB-2"]	892
#8	(KRAS OR "k-ras" OR BRAF OR ERBB2 OR "erbb-2" OR HER2 OR "her-2"):ti,ab,kw	7,356
#9	[mh "Genetic Testing"] OR [mh "Gene Expression Profiling"] OR [mh "DNA Mutational Analysis"] OR [mh "Comparative Genomic Hybridization"]	1,047
#10	((genomic OR genetic) NEXT (profiling* OR testing*)):ti,ab,kw	1,009
#11	#5 or #6 or #7 or #8 or #9 or #10	9,112
#12	#4 and #11	4
#13	#4 and #11 in Cochrane Reviews	0
#14	#4 and #11 in Trials	4

薬物療法 CQ3 　　切除不能・再発十二指腸癌を含む小腸癌に全身薬物療法は推奨されるか？

PubMed   2019/5/4

Search	Query	Items found
#1	Search "Duodenal Neoplasms"[mh] OR "Ileal Neoplasms"[mh] OR "Jejunal Neoplasms"[mh] OR ("Intestinal Neoplasms"[mh] AND "Intestine, Small"[mh])	17,231
#2	Search small bowel cancer [tiab] OR small bowel carcinoma [tiab] OR small bowel adenocarcinoma [tiab] OR duodenal cancer [tiab] OR duodenal carcinoma [tiab] OR duodenal adenocarcinoma [tiab]	1,399
#3	Search #1 or #2	17,717
#4	Search metasta* [tiab] OR unresectable [tiab] OR recurren* [tiab] OR relapse* [tiab] OR advance* [tiab]	1,638,454
#5	Search "Antineoplastic Combined Chemotherapy Protocols"[mh]	132,019
#6	Search combin* [tiab] AND chemotherap* [tiab]	95,924
#7	Search fluorouracil [tiab] OR leucovorin [tiab] OR oxaliplatin [tiab] OR capecitabine [tiab] OR irinotecan [tiab] OR bevacizumab [tiab]	63,653
#8	Search #5 or #6 or #7	232,466
#9	Search #3 and #4 and #8	335
#10	Search #9 Filters: Publication date to 2019/03/31	334

医学中央雑誌   2019/5/4

#1	小腸腫瘍/TH	23,809
#2	十二指腸癌/TA or 小腸癌/TA or 回腸癌/TA or 空腸癌/TA or 十二指腸腺癌/TA or 小腸腺癌/TA or 回腸腺癌/TA or 空腸腺癌/TA or 十二指腸腫瘍/TA or 小腸腫瘍/TA or 回腸腫瘍/TA or 空腸腫瘍/TA	7,527
#3	#1 or #2	26,175

#4	腫瘍多剤併用療法/TH	71,659
#5	fluorouracil/TA or leucovorin/TA or oxaliplatin/TA or capecitabine/TA or irinotecan/AL or bevacizumab/TA	19,922
#6	オキサリプラチン/TA or フルオロウラシル/TA or ロイコボリン/TA or イリノテカン/TA or ベバシズマブ/TA	6,938
#7	#4 or #5 or #6	84,330
#8	進行/AL or 転移/AL or 再発/AL or 切除不/AL or 手術不/AL	607,438
#9	#3 and #7 and #8	435
#10	（#9）and（PDAT=//:2019/3/31）	435

The Cochrane Library　　　　　　　　　　　　　　　　　　　　　　2019/5/4

#1	[mh "Duodenal Neoplasms"] OR [mh "Ileal Neoplasms"] OR [mh "Jejunal Neoplasms"] OR（[mh "Intestinal Neoplasms"] AND [mh "Intestine, Small"]）	87
#2	（"small bowel" NEAR/3（cancer OR carcinoma OR adenocarcinoma））:ti,ab,kw	32
#3	duodenal NEAR/3（cancer OR carcinoma OR adenocarcinoma）:ti,ab,kw	50
#4	#1 or #2 or #3	161
#5	(metasta* OR unresectable OR recurren* OR relapse* OR advance*):ti,ab,kw	156,559
#6	[mh "Antineoplastic Combined Chemotherapy Protocols"]	12,868
#7	（fluorouracil OR leucovorin OR oxaliplatin OR capecitabine OR irinotecan OR bevacizumab):ti,ab,kw	19,103
#8	#6 or #7	28,022
#9	#4 and #5 and #8 in Cochrane Reviews	1
#10	#4 and #5 and #8 in Trials	18

薬物療法 CQ4　　切除不能・再発十二指腸癌を含む小腸癌に免疫チェックポイント阻害薬は推奨されるか？

PubMed　　　　　　　　　　　　　　　　　　　　　　　　　　　　　2019/5/4

Search	Query	Items found
#1	Search "Duodenal Neoplasms"[mh] OR "Ileal Neoplasms"[mh] OR "Jejunal Neoplasms"[mh] OR（"Intestinal Neoplasms"[mh] AND "Intestine, Small"[mh]）	17,231
#2	Search small bowel cancer [tiab] OR small bowel carcinoma [tiab] OR small bowel adenocarcinoma [tiab] OR duodenal cancer [tiab] OR duodenal carcinoma [tiab] OR duodenal adenocarcinoma [tiab]	1,399
#3	Search "Colorectal Neoplasms"[mh] OR colorectal cancer* [tiab]	213,656
#4	Search #1 or #2 or #3	228,122
#5	Search immune checkpoint [tiab] OR PD-1 [tiab] OR PD-L1 [tiab] OR "Programmed Cell Death 1 Receptor"[mh]	18,169
#6	Search "Receptor Protein-Tyrosine Kinases"[mh]	134,536
#7	Search #5 or #6	152,354
#8	Search "Microsatellite Instability"[mh] OR microsatellite instabilit* [tiab]	7,723
#9	Search mismatch repair [tiab] AND (deficien* [tiab] OR defect* [tiab] OR loss [tiab])	5,073
#10	Search #8 or #9	10,837
#11	Search #4 and #7 and #10	284
#12	Search #11 Filters: Publication date to 2019/03/31	278

医学中央雑誌　　　　　　　　　　　　　　　　　　　　　　　　　2019/5/4

#1	腸腫瘍/TH	216,273
#2	十二指腸癌/TA or 小腸癌/TA or 回腸癌/TA or 空腸癌/TA or 十二指腸腺癌/TA or 小腸腺癌/TA or 回腸腺癌/TA or 空腸腺癌/TA or 十二指腸腫瘍/TA or 小腸腫瘍/TA or 回腸腫瘍/TA or 空腸腫瘍/TA	7,527
#3	#1 or #2	217,630
#4	マイクロサテライト不安定性/TH or マイクロサテライト不安定性/TA or "Microsatellite Instability"/TA	1,570
#5	ミスマッチ修復/TH or ミスマッチ修復/TA or "mismatch repair"/TA	1,113
#6	#4 or #5	2,429
#7	免疫チェックポイント/TA or "immune checkpoint"/TA or "PD-1"/TA or "PD-L1"/TA	4,303
#8	"Programmed Cell Death 1 Receptor"/TH or B7-H1 抗原/TH	3,261
#9	"Receptor Protein-Tyrosine Kinases"/TH	33,206
#10	#7 or #8 or #9	38,329
#11	#3 and #6 and #10	84
#12	(#11) and (PDAT=//:2019/3/31)	82

The Cochrane Library　　　　　　　　　　　　　　　　　　　　　　2019/5/4

#1	[mh "Duodenal Neoplasms"] OR ([mh "Intestinal Neoplasms"] AND [mh "Intestine, Small"]) OR [mh "Colorectal Neoplasms"]	7,179
#2	("small bowel" NEAR/3 (cancer OR carcinoma OR adenocarcinoma)):ti,ab,kw OR (duodenal NEAR/3 (cancer OR carcinoma OR adenocarcinoma)):ti,ab,kw OR (colorectal NEXT cancer*):ti,ab,kw	11,671
#3	#1 or #2	15,005
#4	[mh "Programmed Cell Death 1 Receptor"] OR ("immune checkpoint" OR PD-1 OR PD-L1):ti,ab,kw	2,249
#5	[mh "Receptor Protein-Tyrosine Kinases"]	1,622
#6	#4 or #5	3,864
#7	[mh "Microsatellite Instability"] OR (microsatellite NEXT instabilit*):ti,ab,kw	196
#8	("mismatch repair" NEAR/3 (deficien* OR defect* OR loss)):ti,ab,kw	101
#9	#7 or #8	248
#10	#3 and #6 and #9	28
#11	#3 and #6 and #9 in Cochrane Reviews	0
#12	#3 and #6 and #9 in Trials	28

索　引

十二指腸癌診療ガイドライン 2021年版

2021年8月5日　　第1版（2021年版）第1刷発行
2024年6月1日　　　　　　　　　　第3刷発行

編　者　十二指腸癌診療ガイドライン作成委員会

発行者　福村　直樹

発行所　金原出版株式会社

〒113-0034 東京都文京区湯島 2-31-14

電話　編集　（03）3811-7162
　　　営業　（03）3811-7184

FAX　　　　（03）3813-0288　　　　　　　©2021

振替口座　00120-4-151494　　　　　検印省略

http://www.kanehara-shuppan.co.jp/　*Printed in Japan*

ISBN 978-4-307-20451-4　　　　　印刷・製本／三報社印刷㈱

WEB アンケートにご協力ください

読者アンケート（所要時間約3分）にご協力いただいた方の中から
抽選で毎月10名の方に図書カード1,000円分を贈呈いたします。
アンケート回答はこちらから ➡
https://forms.gle/U6Pa7JzJGfrvaDof8